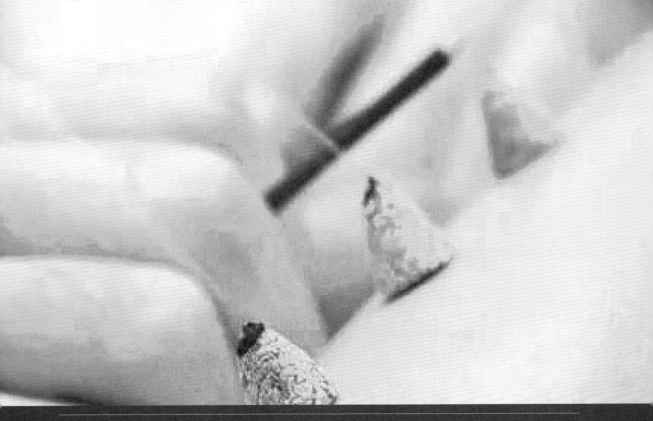

神奇的无极保养灸

主　审　［韩］金南洙　［中］赵吉平

主　编　尹明锡

编　委　金垂泳　梁宇贞　张雪萍　赵阳舜

　　　　胡玫瑰　成宇镇　于素丽　周　源

　　　　陆诗兰　王向阳　黄智苑　郑光华

　　　　刘书坤　王　鑫

中国中医药出版社

·北　京·

图书在版编目（CIP）数据

神奇的无极保养灸 / 尹明锡主编 .—北京：中国中医药出版社，2018.2

ISBN 978 - 7 - 5132 - 4381 - 0

Ⅰ . ①神… Ⅱ . ①尹… Ⅲ . ①保健灸 Ⅳ . ① R245.8

中国版本图书馆 CIP 数据核字（2017）第 184441 号

中国中医药出版社出版

北京市朝阳区北三环东路 28 号易亨大厦 16 层

邮政编码 100013

传真 010-64405750

廊坊市三友印务装订有限公司印刷

各地新华书店经销

开本 787×1092 1/16 印张 11.5 彩插 0.5 插页 1 字数 206 千字

2018 年 2 月第 1 版 2018 年 2 月第 1 次印刷

书号 ISBN 978 - 7 - 5132 - 4381 - 0

定价 60.00 元

网址 www.cptcm.com

社 长 热 线 010-64405720

购 书 热 线 010-89535836

维 权 打 假 010-64405753

微信服务号 zgzyycbs

微商城网址 https://kdt.im/LIdUGr

官 方 微 博 http://e.weibo.com/cptcm

天猫旗舰店网址 https://zgzyycbs.tmall.com

如有印装质量问题请与本社出版部联系（010-64405510）

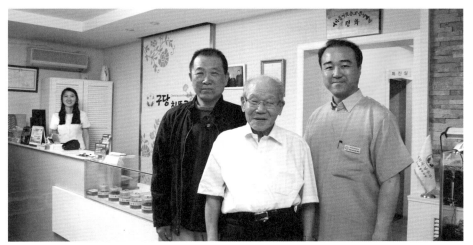

金南洙先生（中）在北京金灸堂中医馆与弟子尹明锡博士（右）及患者（左）合影

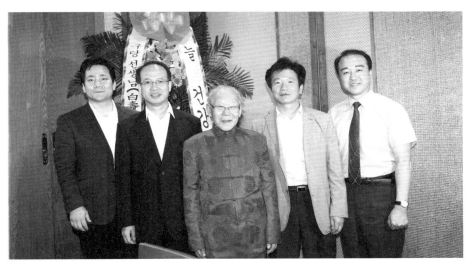

金南洙先生（中）在北京举行的白寿生日典礼上与韩国朋友合影

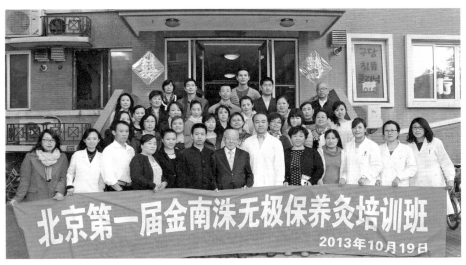

金南洙先生（前排左七）在北京与无极保养灸培训班的学员们合影

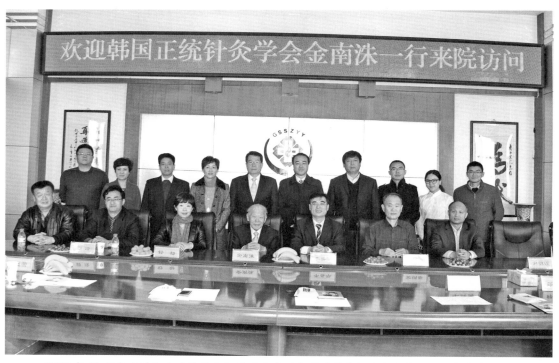

2012 年 11 月金南洙先生（前排中）受甘肃省卫生厅的邀请与甘肃省中医院签定合作协议

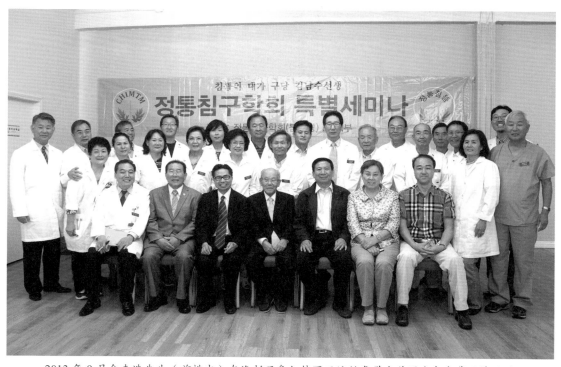

2013 年 9 月金南洙先生（前排中）在洛杉矶参加韩国正统针灸学会美国支部免费义诊活动

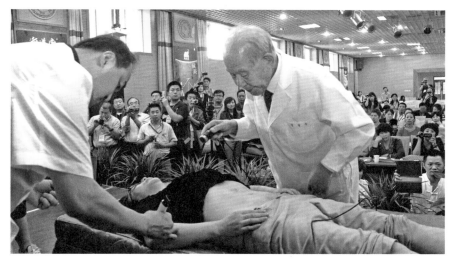

2013 年 9 月金南洙先生在"首届国际灸法大会"演习现场

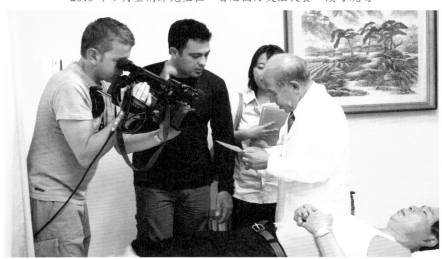

英国电视台记者采访金南洙先生

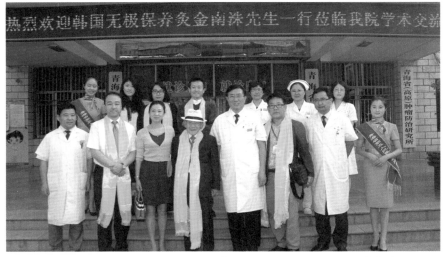

青海省肿瘤医院中医科与金南洙无极保养灸签约挂牌仪式暨无极保养灸学术交流

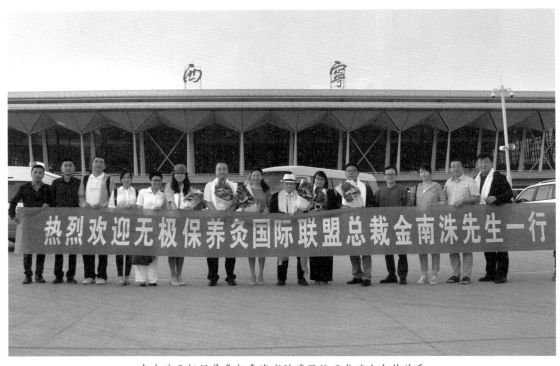

金南洙无极保养灸与青海省肿瘤医院正式确立合作关系

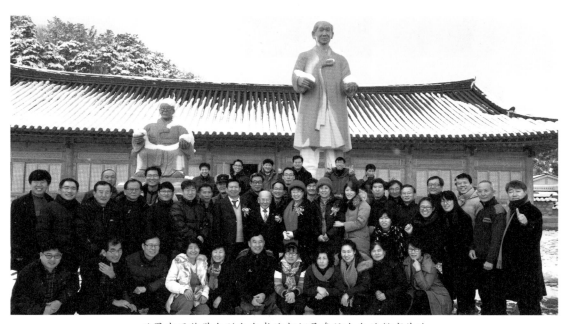

世界中医药学会联合会考试部领导参访金老的教育基地

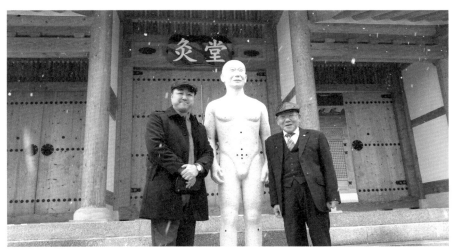

我们在韩国——金老（右）的故乡

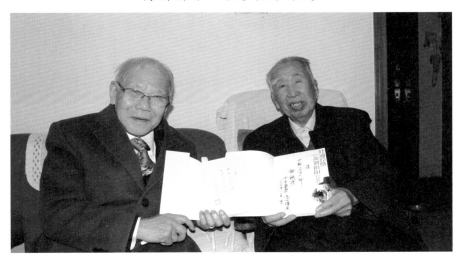

中国艾灸泰斗谢锡亮（右）与韩国艾灸泰斗金南洙（左）

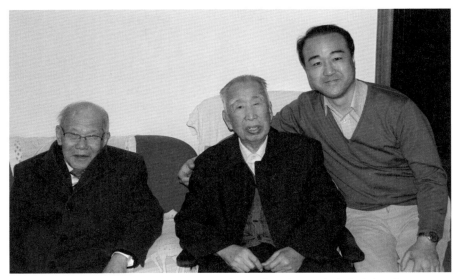

本书主编陪同金老（左一）拜访中国艾灸大家谢锡亮先生（左二）

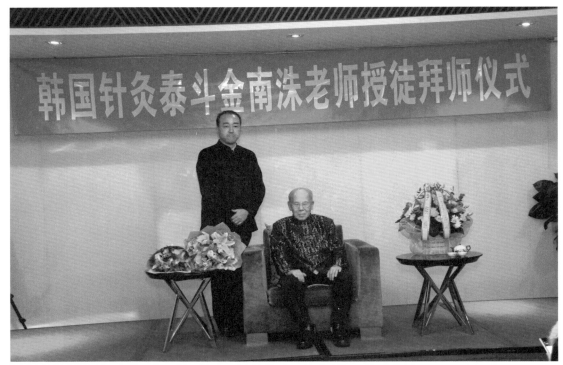

授徒仪式上，韩国针灸第一人金南洙先生（右）与拜师弟子尹明锡（左）

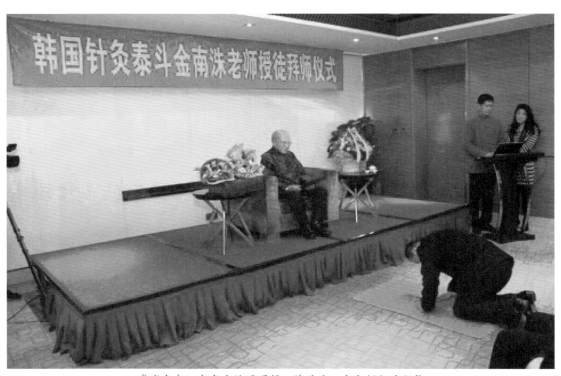

感谢金老！本书主编尹明锡双膝跪地，向老师行跪拜礼

贺金南洙先生嫡传弟子尹明锡《神奇的无极保养灸》出版

百岁老人

无私传灸学.

门内弟子

著述承师术.

李振吉

2018 年 1 月

贺金南洙先生嫡传弟子尹明锡《神奇的无极保养灸》出版

  2011年因工作到韩国访问，初识金南洙老先生和尹明锡博士，初识无极保养灸疗法。工作中了解到尹博士本科、硕士、博士均就读于北京中医药大学，毕业后从事针灸临床并热心于中韩针灸交流。此后时有往来，渐渐了解到尹博士学习兴趣广泛，勤于思考，从事针灸临床工作20多年，临床能力得到患者的高度认可，还参与过数项科研课题的研究工作，发表学术论文多篇。

  金南洙先生一生致力于无极保养灸的研用，在韩国影响很大，今年104岁高寿，依然精神矍铄，行医治病。他的长寿之道就是每天做一次无极保养灸。尹博士师从金南洙先生学习无极保养灸疗法，成为金老第一代亲传弟子，对无极保养灸的应用得心应手，学验颇丰。他现任世界中医药学会联合会常务理事、世界中医药学会联合会无极保养灸国际联盟秘书长、世界中医药学会联合会艾灸保健推广委员会副会长等职，为推广无极保养灸疗法乐此不疲。

  尹博士在很好地继承金先生灸治思想的基础上，结合自己的临床经验，整理出版《神奇的无极保养灸》一书，特别对无极保养灸的选穴、操作、适应证进行了详细说明，更是精选了40余种疗效明显的临床常见疾病，从病因病机、辨证、无极保养灸疗法、针刺疗法四个方面进行论述，介绍了经验体会。相信本书对针灸临床工作者具有参考价值。

  值《神奇的无极保养灸》出版之际，写此短文以表祝贺。

赵吉平

2018年1月

编辑推荐

　　韩国著名针灸医生金南洙先生从医80余年，现今104岁高龄，对灸法有深刻的理解，其独创的"无极保养灸"疗法适用于许多疾病，简单易学。坚持施灸，可以保持健康的体魄。

　　本书主编尹明锡博士为金老嫡传弟子，从实用、易于掌握的原则入手，针对常见病、多发病，筛选出一套行之有效的治疗方法。全书分上、下两篇，上篇"基础知识"，介绍灸疗的基本理论、方法、适应证及无极保养灸疗法；下篇"常见病症治疗"，介绍常见病症的灸疗方法，包括辨证分型、灸疗部位、操作方法等。

序 言

灸让人类健康幸福

在人的愿望中，最大的愿望就是健康和长寿。无论是富贵荣华还是权倾朝野，没有健康的身体，一切都没有意义。很多人在年轻的时候，没有在意健康问题，等年老了，疾病来袭时才不得不重视健康问题。

我在 80 多年的临床实践中，一直苦恼于如何让人类健康长寿，如何才能起死回生。人是用嘴吃东西和用鼻子呼吸来维持生命的，呼吸停止会死亡，心脏停搏会死亡，几天不进食也会死亡。我认为，吃得好，呼吸得好，心跳得好，才是维持一生健康的唯一之道，所以创立了调和五脏六腑、维持阴阳平衡的无极保养灸，让患者摆脱疾病，让健康人维持健康。

我一辈子没有吃过一粒药，只是每天做一次 12 个穴位的无极保养灸。现今已经 104 岁了，仍然可以健康地各处行医，为世界各地的患者带去希望。

通过针灸能够减少很多人的痛苦，我感到自豪和有意义。但是，很多人对现代医学没有任何怀疑和担心，却对针灸保持怀疑的态度，提出是否科学、是否有效、是否危险、是否具有资格证等疑问。这就是韩国百姓对针灸的普遍态度。但就是这样，人们在做了针灸治疗之后，对于针灸的效果表示惊讶，并且感到高兴和表示感谢。

中国、日本、美国、法国、德国、英国、意大利、俄罗斯等国家都在针灸领域投入很大的预算，积极地进行科学研究。与此相反，韩国对针灸的热情并不高。韩国针灸师们为了让正当的针灸医疗行为得到认可,付出了数十年的努力,但却一次次被现代医学代表们以非科学或高难度为理由,阻止针灸事业的发展。

每当我受到挫折的时候就想,如何才能把针灸普及给大众,从这种无知、误解和偏见中摆脱出来,减少患者的痛苦,让健康的人延年益寿。

灸与针不同,只要掌握简单的知识和操作方法,普通老百姓可以很快学会灸疗。但是在韩国,有些人却无视并摒弃传统,导致国民对灸的了解还不如西方人士。

尽管如此,灸疗法并没有消失,灸作为民间疗法,在普通家庭里成为简便易行的疗法,并且一直延续了下来。

很多患者用了各种方法都没能将疾病治愈,只能无望等死,最后选择了灸疗,结果却痊愈了。我用灸疗拯救了一个个生命,哪里会有比这个更有意义呢!灸既能节省时间又很经济,世上哪会有比它更重要的珍宝呢!

所以,我认为灸有以下优点:第一,可以治疗其他方法治不了的疾病;第二,老百姓容易操作;第三,几乎没有经济负担;第四,老百姓所需的疗法。

当然,要想成为用针灸治疗各种疾病的专业人士,需要长时间地熟悉医学知识和专业技术。但是,老百姓如果根据掌握的程度能够进行操作,并能带来相应的效果,就是成功的针灸。纵览针灸书籍,很多内容普通人或者初学者很难看懂,而且只针对灸的书籍也很少。对于普通人或者初学者来说,医学术语比较生硬和难懂,而本书则运用我们在生活中经常听和说的现代语言讲述灸疗法,让内容更加通俗易懂。

我将至今为止的临床经验整理成了"灸的实践经验",共收集了230多种病症的灸疗法。本书由我的学术继承人尹明锡博士,以我在韩国出版发行的《一生有益的灸理论和实践》一书为蓝本,结合自己的临床经验,针对常见病、多发病,筛选出一套行之有效的治疗方法,以适合中国的临床实际。

　　我认为，灸疗是最重要的治疗方法。希望看了这本书的人能用灸来帮助他人减少一点痛苦，如同我和家人一样，一生都在做灸疗，没有疾病地生活。希望全世界的人们能学会这么好的灸疗法，希望全人类都可以同样健康幸福地生活！

韩国正统针灸学会会长　　金南洙

2018 年 1 月

上篇　基础知识

下篇　常见病症治疗

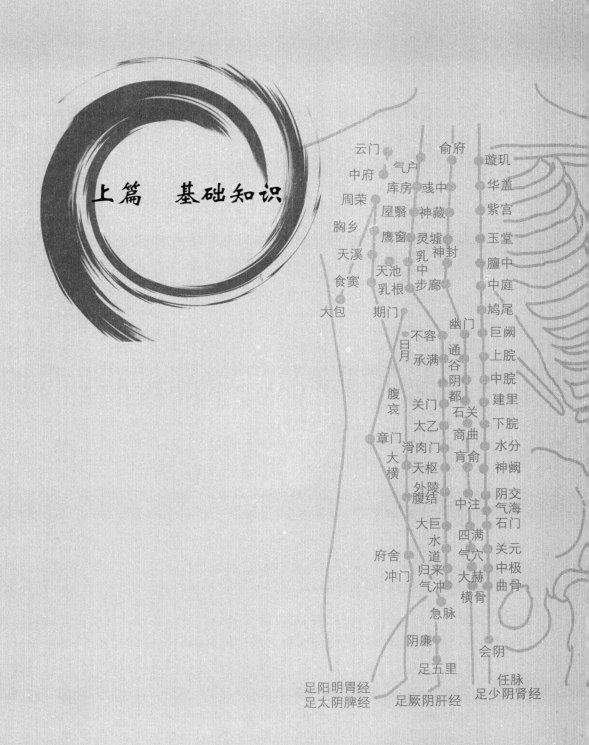

上篇　基础知识

云门　　　　　俞府　　璇玑
中府　气户　　　　　华盖
周荣　　库房　彧中　　紫宫
　　　屋翳　神藏　　　玉堂
胸乡　鹰窗　灵墟　　　膻中
天溪　　　乳　神封　　中庭
　　　天池　中　步廊　鸠尾
食窦　乳根　　　　幽门　巨阙
　　　期门　　　通谷　上脘
大包　　　　　阴都　　中脘
　　　　不容　　　　　建里
　　　日月　承满　石关　下脘
　　　　　关门　商曲　水分
　　　腹哀　太乙　肓俞　神阙
　　　　　滑肉门　　　阴交
章门　　　天枢　　　　气海
大横　　　外陵　　　　石门
　　　　腹结　中注　　关元
　　　　大巨　四满　　中极
　　　　水道　气穴　　曲骨
府舍　　归来　大赫　　横骨
冲门　　气冲　　
　　　　　急脉　
　　　阴廉　　　　会阴
　　　　足五里
足阳明胃经　　　　　　任脉
足太阴脾经　　足厥阴肝经　足少阴肾经

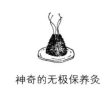

灸的理论

什么是灸

针与灸作为民间疗法，在韩国艰难地维持着其命脉。自从1972年美国总统访问中国，知道用针能够进行麻醉后，很多人知道了针灸是伟大的医学。自从那时起，针灸成了全球医学界关注的对象，世界卫生组织（WHO）对针灸的具体研讨活动如今正活跃地进行着。

而在韩国，针刺疗法不被重视，灸疗就更被人们忽视甚至忘却了。但是，灸疗也是很重要的医疗技术，所以经常和针刺疗法一起被称为"针灸"。

对艾灸小有了解的人，知道艾炷是用艾草做成的，所以错误地认为是艾草的药效进到体内而起到了治疗作用。于是，这些人认为把艾炷做得越大，艾灸做得越频繁，就越有利于健康。但是实际上，做过灸疗的人都知道，灸是瞬间的热感，持续做十多天就会非常地喜欢。金老把他们称为"懂得灸味的人"。

灸的科学原理是：将从艾草制取的纤维放在皮肤上燃烧，通过大约60℃的温度给予轻微的烧伤来刺激人体，人体内部生成特殊异种蛋白体组织霉素（Histotoxin），组织霉素的化学作用会让全身产生抵抗疾病的能力，并维持身体的平衡。

当然，对于针与灸的作用原理，目前人类尚未能充分地解释，成了一门神秘的学问，但相信不久的将来，一定能够研究出其原理。虽然一直有人讥讽针灸是非科学的、没有根据的，但不可否认的是，灸疗法与针刺疗法一直存在于数千年的岁月里，减少人类的痛苦，维持人类的健康。

灸的历史

在医学不发达的原始时代，治病依存于本能和经验。所以，人们生了病就会抚摸、按压、揉捏疼痛部位来缓解症状。随着时间的流逝，人类通过这样的经验，发明了多种多样的治疗方法。手法也变得复杂，并且不只依赖于手，还学会了使用特殊的器具，如火、膏药等辅助道具，这样的经验和知识发展成了今天的医学体系。

针灸的起源可以追溯到文明的黎明期，具有悠久的历史。针灸学在这么长的岁月里，经过了无数弯路才有了今天的发展。

中医学的经典著作，如今依然权威显赫的《黄帝内经》中提到了"针灸"。《素问·异法方宜论》提到：砭石者，亦从东方来；毒药者，亦从西方来；灸焫者，亦从北方来；九针者，亦从南方来；导引按跷者，亦从中央出。

古代印度文献也有记载，传说与释迦牟尼同时代（前500年左右）的名医耆婆出生的时候，一手拿着针，另一手拿着艾条。佛典中也多处提到了"针灸"，现在的佛教中有"燃臂"一词，很多人每年会在相当于手三里的部位施灸。

司马迁的《史记》中记载，高句丽平原王三年（561年），中国的吴国人知聪带着包含有关针灸内容的医书164册到了高句丽，经由此地后归顺到了日本。

科学医疗行为发展之前，针灸担当了治疗疾病的重要角色。随着现代医学的发展，针灸走了停滞之路。在韩国，现在盲人只有得到文教部的认可才能够学习针灸，但这也不过是没有许可证的赤脚针灸师。可幸的是，他们把针灸当成维持生计的手段，作为民间疗法，没有丢掉其根基而勉强维持着。

但是，20世纪以后，以中国和日本为中心的关于针灸的积极研究和其成果令人刮目相看，甚至达到了现代医学无法达到的高度。包括日本在内的很多发达国家，普通人对针灸的关心达到了高潮，但在韩国尚未被充分理解，反而受到现代医学的排斥，着实让人感到遗憾。

数千年来，针灸学一直艰苦地延续着它的命脉。近年来，世界各国开始积极地对其进行研究，由此看来，针灸的功效是可以肯定的。

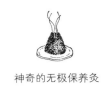

灸的一般效能

灸的价值在于所谓的转调疗法，即把艾草直接放在皮肤上燃烧，使皮肤轻微烧伤，从而使人体产生特殊异种蛋白体组织霉素（Histotoxin），它的化学刺激作用于人体各组织，调整或者恢复人体的各种机能。

为了解开"灸为何会有效果"的疑问，很多医学家和临床家们已进行了大量的动物实验和临床试验，但至今尚没有确切的结论。根据目前的临床研究结果，可把灸的效能概括整理如下：

第一，用灸弄出烧伤伤疤，产生生理反应。虽说是烧伤伤疤，但根据其强度、量、时间等的不同，会有多种效果，且判定其效果也是非常难的问题。而且人体有过敏带（意大利的头带氏发现），目前研究已经确定，刺激过敏带会带来更大的效果，内脏活动也会变得顺畅，激素也会有所变化。

第二，灸可给予皮肤轻微的烧伤，从而使细胞分泌出的特殊蛋白体被血液所吸收而循环于全身，更加强烈地作用于有病的部位，加快各种疾病的恢复。

第三，灸利用从艾草制取出的纤维给予皮肤轻微的烧伤。胃溃疡、心脏病、高血压、神经痛等疾病，多因疲劳和压力引发，这是阴阳平衡被破坏所致。根据最近的研究结果发现，灸对于这种因疲劳和压力所致的疾病非常有效。

以上概括了灸的效能，下面分十二个方面具体说明。

一、活跃细胞运动

组成人体最小的单位是细胞。细胞虽小，但各自都具有生命、会运动。组成我们身体各部分的皮肤、肌肉、骨骼、神经、血管等都是由细胞构成的。人体疲劳或者有了疾病时，这些细胞的活动就会变得迟钝。例如，外伤、脑出血、胃溃疡、癌等疾病说明细胞发生了变化，即细胞被破坏或者发生了变形。

对我们的身体进行灸疗，施灸部位的组织细胞会被破坏，但停止灸疗后会恢复原状。而且施灸部位的烧伤处产生的蛋白体会被人体吸收以活跃生理活动，不仅能够预防疾病，对于治疗疾病也很有帮助。

二、促进血液循环

血液以心脏为中心而循环全身，将通过肺吸进来的氧气和胃肠吸收的营养输送到全身各组织，提供身体活动所需要的能量，把不需要的物质和二氧化碳运送到排泄器官。所以，如果血液循环不顺畅，身体的某些部位就会产生故障，灸对这样的血液循环有确切的影响。灸的部位会充血，血液会聚集。对于某些血液过多的部位，可以把灸的部位定在远处，诱导血液循环。

对于心脏的跳动，灸也有促进作用。灸可提高心肌（构成心脏的肌肉）的收缩力，使血液更加有力地泵出心脏，还能起到扩张末梢毛细血管、促进血液循环的作用，从而可以缓解由于血液循环不好而致的手脚冰凉、不能安然入睡、头部发蒙、心情不好、脑缺血而致的头昏眼花、长时间站立工作而致的下肢浮肿等不适。根据症状选择适当的部位进行灸疗，血液循环则会变得顺畅，可加快症状的消失。

此外，灸还能促进淋巴的流动。颈部、腋下、腹股沟处的淋巴结能防御身体的有害物质并有解毒作用，在此部位进行灸疗，有毒物质能够更好地到达淋巴结，可加快排毒。

如上所述，灸可加强心脏的动力，改善血液与淋巴流动，调节全身循环，因此对于循环障碍所致的各种疾病有良好的疗效。

三、对血液成分的影响

血液是流动在血管里的液体，但显微镜观察发现，称为红细胞、白细胞、血小板的血球会浮在称为血浆的液体上面。血浆里含有各种营养素、激素、免疫物质。

灸对血液成分的影响的相关实验研究是灸研究中最多的。现从家兔、豚鼠或者人体灸疗前后血液成分变化的研究中，整理出以下内容。

1. 增加红细胞

研究发现，连续做几个月的灸疗后，红细胞明显增多。红细胞是红色的圆形细胞，其中含有搬运氧和二氧化碳的血红蛋白（血液中带有红色的物质）。成年男性的红细胞数量是 500 万个左右，成年女性为 400 万个左右。

红细胞的增加，说明其搬运氧到各组织的能力有所增加。搬运的氧越多，其组织的活动能力越强，越能增进健康，抵御疾病的能力也会增强。由于灸疗可以增加红细胞数量，所以对于贫血或者血少的人来说，灸是很好的疗法。

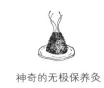

2. 增加白细胞

白细胞与红细胞一样，都是血液中的一种细胞，其模样和性质具有多样性。多项实验证明，灸疗能增加白细胞数量。

白细胞具有吞噬作用，其与侵入我们身体的细菌抗争并将它们杀死。尤其是身体发生炎症的部位，首先聚集的就是白细胞，此时白细胞的总数会增加。

因为灸具有增加白细胞的作用，所以对炎症的治疗有帮助。灸对脓疮有疗效，对扁桃体炎、结膜炎、其他轻微炎症也有治疗效果。

原田博士以家兔为实验对象，观察了灸疗前后白细胞的变化情况，结果发现，灸15 分钟后白细胞数量有所增加，灸 1 ~ 2 小时后白细胞数增到了平时的 2 倍，灸 4 ~ 5 小时后白细胞数反而减少，灸 8 ~ 12 小时后白细胞数再次增加，到达平时的 2.5 倍，白细胞的这种增加现象持续了 4 ~ 5 日。对人体的试验也出现了大致相同的结果。

3. 止血作用

血液遇到空气就会变硬，这种现象叫凝血。从灸能加快血液凝固速度的实验来看，说明灸有止血作用。

4. 免疫作用

所谓免疫是指人类预防患某种疾病的生理功能。人类出生之前，可从母体接收有免疫物质的血液，但还是不够，所以需要后天接受预防接种。现在发现，灸可增加免疫性物质的数量，从而对预防疾病和增强抵抗力也有作用。

5. 防治血液酸性化

血液若不是中性或者弱碱性，便不能正常发挥功能。如果血液酸性化，会危及大脑，神经系统和骨组织均会受到恶劣的影响，甚至危及生命。血液酸性化一般倾向于肉食者，灸对这种血液酸性化具有防治作用，进而有助于改善体质。

四、调节激素的分泌

激素产生于内分泌器官，是调节身体功能的重要分泌物。位于大脑下部的垂体分泌的激素，不但与人体生长有关，且促进分泌乳汁、调节血压、调节小便、收缩子宫。甲状腺分泌促进新陈代谢的激素，甲状旁腺上皮小体分泌促进钙代谢的激素，胰腺的胰岛分泌调节糖代谢的激素，肾上腺分泌参与水分、盐分、糖代谢而增强身体抵抗力的激素，睾丸和卵巢各自分泌男性和女性特有的激素。

激素的分泌量正常对身体没有影响，能够正常发挥功能，但分泌量一旦增多或者减少，就会发生很多疾病。近年来发病率越来越高的糖尿病就是因为胰腺的胰岛分泌的胰岛素减少所致。对于这种激素的分泌，灸可起到什么作用呢？动物实验证明，其影响非常显著。

灸对肾上腺激素分泌的影响尤其显著。在兔子或豚鼠的肾上腺附近施灸，结果发现其抵抗力有所增强。有些医学家对人体进行施灸，观察到尿中的肾上腺素量有所增加。临床专家还发现，对糖尿病患者的腰部进行施灸，有显著的疗效。

灸对激素分泌有调节作用，故对促进健康和增强抵抗力有效。

五、调节神经功能

上述的激素分泌与神经有密切的联系，而神经在另一方面具有独特的功能。神经具有的反射作用，令人体发生与意识无关的运动，收缩或扩张血管，调节内脏功能。例如，人被烫到了会瞬间把手拿开，受到强光的刺激瞳孔会缩小，到了暗处瞳孔会散大，这些都是反射作用的体现。

神经还会牵动肌肉进行身体运动，而灸对神经系统也能带来很大的影响。

身体最外侧皮肤下面的肌肉有很多对神经作用敏感的部位，这样的部位叫反射带或者反射点，找到这种反射点进行灸疗，能够更好地调节内脏、循环系统、内分泌系统的功能，尤其是自律神经系统。交感神经与副交感神经的功能失去平衡的情况，称为自律神经失调症，灸对此症有疗效。

常听说胃或肠道发生疾病时，灸背部、腰部或手脚后病情会有好转，这是因为通过神经在背部、腰部或手脚出现了反应点，艾灸这些反应点可将内脏的功能恢复到原状态。

现代医学把这种反射恢复解释为皮肤、肌肉、脊椎、内脏相结合的神经连接，而针灸学称其为"经络"。例如，灸对神经痛、神经麻痹也有疗效，故神经痛时选好经穴施灸效果良好，因神经麻痹而致运动困难的时候，施灸也能见到很好的疗效。

六、消除肌肉疲劳

肌肉如果没有了营养和氧气的供给，就不能顺畅地运动，随之出现工作效率低下，这正是因为肌肉疲劳了。为了防止肌肉疲劳，首先要注意休息，而为了更好地促进血液循环，去除肌肉内的疲劳物质是非常必要的。

正如前面所说，灸具有让血液循环旺盛的作用，所以灸不但可以预防肌肉疲劳，对于消除疲劳效果也很显著。疲劳物质是乳酸分解的糖原质，实验证明，灸对产生这

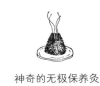

种疲劳物质的乳酸有吸收作用。

以前人们出远门前会灸足三里穴，由此看来古人也知道灸的抗疲劳效果，这种习惯与现代理论也是吻合的。灸不仅对消除肌肉疲劳有效，还能缓解肌肉紧张和消除肌肉疼痛。

七、调整内脏功能

如前面所说，内脏功能低下时通过神经会出现反应，如内脏有炎症、溃疡或者痉挛时，背、腰或手脚的肌肉会出现紧张，甚至出现牙痛的反应。此时施灸，根据转调作用可产生恢复之力。此外，灸对支气管哮喘、慢性胃炎、神经性胃痛、便秘、泄泻、食欲不振、慢性肝炎、生殖器疾病等也有疗效。

八、镇痛作用

针灸显著的作用之一是具有独特的镇痛作用。根据疼痛的轻重、性质、原因的不同，针灸镇痛的效果也不同。针灸镇痛也有无效的，即使有效也会有很快失效的情况出现。但是，对于那些用药物或者其他方法都不能止痛的症状，很多情况下选用针灸治疗都比较有效，而且对钝痛、压痛、不舒服感也有效果显著的时候。

日本著名的针灸师代添文志研究"十年间实际患者的种类"并发表了论文，对16147名患者进行分类的结果是：坐骨神经痛9%、腰痛8%、颈背痛6%、肩胛关节痛5%、上腕神经痛4%、风湿疾病13%、胃肠疾病13%。研究发现，伴随类似神经痛、风湿的疾病占全部疾病的一半，针灸对这些疾病导致的疼痛有效，这一事实在日本广为人知。

身体疼痛部位的自律神经比其他部位更易紧张，针灸的镇痛效果可以通过缓解这些部位的紧张来实现。针灸可以放松局部肌肉和血管的紧张，促进血液循环，除去疲劳物质或者诱发疼痛的物质。此外，还可以把敏锐或迟钝的感觉恢复到正常，保持其离子的分布或电阻的均衡。

身体的活动主要依据神经系统、内分泌系统或者大脑的中枢神经系统来自动实现均衡。部分或全部神经系统的不均衡可导致疾病的发生。针灸治疗疾病的原理是：从外部刺激身体，使身体的自动调节作用顺畅。

疾病有器质性变化和功能性变化两种情况，其中，功能性变化容易受到外部刺激的影响，这就是针灸刺激疗法的治疗原理。

九、转调作用

很多经常坚持做灸疗的人都说，身体状态全面好转了，变年轻了，或者不容易感冒了，大便排泄变好了，或者性欲增强了。

有的女性患子宫炎症数年，一天需要换几次内裤，长时间站立时小腹有下坠感，用药物治疗后可维持几天，但很快复发，甚至需要做病理组织检查，这些人当中常有人说，坚持做灸疗后腰部变暖了，上述症状完全消失，家庭生活变得愉快。

世上有治病的药，但却没有改变体质的药物，而灸通过转调作用（改变身体状态的作用），对重建体质有显著的效果。

现代医学以病因疗法、外科疗法、化学疗法、抗生物质的病原体治疗（消灭体内细菌的治疗）为主，认为针灸疗法是落后于时代发展的（韩国尤甚），但实际上，患者通过针灸治疗后疗效显著，针灸爱好者人数日益增加，这是绝对不能忽视的现象。

针灸的转调作用对人体的影响如下：

1. 增减体重

长时间坚持做灸疗，经常能看到胖人变瘦、瘦人变胖的现象。

2. 情感调节

因为抑郁症、神经错乱等备受折磨的人，长期做灸疗可使性格变得文静，逐渐恢复正常；因为平时话少而被当做傻瓜的人，长期做灸疗可令人变得活泼，这些例子也不少见。

3. 改善睡眠习惯

在头部的特殊位置扎针可令人睡得很香，即使只施灸也能改善自律神经失调的情况。通过灸疗治愈失眠的情况也很多。

4. 改善虚弱体质

感冒、腹泻、风疹、皮肤病、哮喘等的发病原因，通常是体质问题，而灸能改善容易患上这种疾病的体质。

5. 改善月经不调

月经不调、月经困难、月经过多或过少，可以通过做灸疗而使身体恢复正常。有用针刺实现人工流产或避孕成功的例子，也有很多患不孕症的妇女经灸疗后受孕的例子。有报告称，针灸治疗对男性早泄、性冷淡、性无能有疗效。

6. 改善排便习惯

顽固的便秘或腹泻经针灸治疗后痊愈的例子数不胜数，前面多处提到针灸的显著

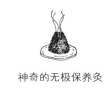

作用之一是可以改善易患这种疾病的体质。

十、消除麻痹

对于脑出血而致半身不遂的患者，持续针灸治疗可使病情很快恢复。对于 5 个月来毫无恢复迹象的麻痹症状，针灸治疗后身体开始恢复。针灸治疗改善语言障碍的案例也很多。对于原因不明的面部神经麻痹，针刺的效果非常好，大约治疗 3 周就能达到面部表情不难看的程度。

十一、去除茧、鸡眼

茧、鸡眼因皮肤角质发生变化，组织石化变硬所致。灸对此也有效果，其操作方法是：每次把鸡眼大小的艾草团成硬艾炷点燃，此艾炷烧尽之前换下一个艾炷。刚开始时灸至感到烫为止，之后灸到没有热感。大概灸 3 壮，多的时候灸 5～7 壮，这样很快就会结痂，结痂掉了之后，茧、鸡眼就会完全消失。过一个月后，如果根部没有消失，则再按原方法操作一次。

十二、保健作用

艾灸为中医药的传统疗法之一，具有通络止痛、温经散寒、益气升陷、回阳救逆、平衡阴阳、调整脏腑、扶正祛邪、防病保健的作用。

灸的作用机制

关于灸的作用机制，目前尚没有一种学说能完全阐释，主要有以下几种观点：①局部刺激作用：通过艾火的刺激，达到防病治病的目的。②调节免疫功能：通过调节免疫功能，具有双向调节作用，从而激活和加强机体免疫系统的功能。③经络调节作用：艾灸的温热刺激作用于经络腧穴，以刺激自控调节系统，产生局部与整体的调节作用。④应激反应作用：艾灸的刺激可令人体产生一种冲动，从而激发机体产生一种反馈性的急性调节。⑤艾叶的药理作用：艾叶在燃烧时产生芳香气味，通过呼吸系统作用于机体，可以调节阴阳与脏腑的功能。⑥综合作用：艾灸通过多系统、多途径发挥作用，各种作用相互影响，相互补充，共同发挥防病治病的作用。

灸的操作方法

　　艾灸具有操作简便、取材低廉的优点，只要有艾绒，在家里就可以轻松自疗或互疗，经济实惠，省时省事，且疗效显著，是万人所需的一种防病治病方法。

灸的种类

　　灸的种类有很多，主要分为两大类，即留有痕迹的灸和不留痕迹的灸。

　　留有痕迹的灸是指把艾炷直接放在皮肤上进行施灸的方法，故叫"瘢痕灸"；不留痕迹的灸叫"无瘢痕灸"，可以看成是从瘢痕灸演变而来的灸法。一般说的灸指的就是瘢痕灸，本书主要介绍瘢痕灸。

一、瘢痕灸

　　这是指把艾炷放在皮肤的某一部位，直接燃烧带来温热刺激的同时，会产生或大或小的烧伤瘢痕的方法。因为此法是在皮肤上直接燃烧艾炷，所以也称为"直接灸"。

　　艾炷直接放在皮肤上燃烧的方法：使用米粒大小的艾炷，放在病症出现的压痛点、不舒服的部位或按压症状缓解的部位上施灸，这些部位常叫做"灸位"，就是所谓的"经穴"。米粒大小的艾炷在皮肤上燃烧时大约可达到60℃的热感，持续2～3秒，感觉到烫的瞬间燃烧就结束了。这属于Ⅰ度左右的烧伤，皮肤稍有发红，第一次灸的时候几乎看不到。

　　瘢痕灸分为焦灼灸和化脓灸两类。

1. 焦灼灸

　　这是指把很多艾炷集中放在身体的某一部位进行施灸，破坏病理组织的一种灸法，主要用于茧、鸡眼等病症。焦灼灸与其他灸不同，常在一个部位用数十块的艾炷，将茧、鸡眼等病理组织去除得非常干净。也可用于脓疮、外伤、毒蛇毒虫蜇伤，为了止血、消毒、防止组织破损而使用这种灸法。

2. 化脓灸

这是指把艾草团成直径为 1.5 厘米或 2 厘米大小的艾炷，放在皮肤上燃烧的灸法。这种灸法因为艾炷较大，所以烧伤面积较大，热感强，会化脓出水，应该慎重处理。因为灸位面积很大，可能脓水会持续流出一个月以上，并且灸的时候很烫，刺激感强，所以不适用于身体虚弱的人及老人和儿童。这种灸法会使炎症加重，需要格外注意。金老认为这不是值得推荐的灸法。很久以前偶尔使用过这种方法，但近年来除了用于去除茧和鸡眼以外，几乎不再使用。

二、无瘢痕灸

这是指施灸后皮肤不留痕迹的方法，因而不会有烧伤，不烫，仅有轻微的温热刺激感。

这种灸法有很多种方式，主要有使用温热器具的灸、隔盐灸、大酱灸，像这种在皮肤上隔着东西施灸的方法，叫做"间接灸"。从前偶尔使用，但近来得知没有显著的效果，几乎不再使用。

1. 使用温热器具的灸

这是指把装了艾草的器具放在皮肤上面进行施灸的一种方法。用温热刺激间接作用于皮肤，灸的热感比较舒服，心情会非常愉快。

最近出现了很多种类的温热器具，使用起来非常方便，但是后来知道灸疗的效果并不是取决于艾草的成分后，就不再使用了。

2. 知热灸

这种灸法是做一个 2 厘米大小的艾炷，放在灸位点燃，待灸位感觉到热了就拿掉。这种灸法虽然艾炷较大，但燃到皮肤有烫感之前就拿掉了，不留有痕迹，皮肤只会发红，有热感。此法从前经常使用，但现在这种热感用很多别的方法也能够代替，所以几乎不使用了。

3. 隔盐灸

这是指将盐水弄湿的纸张贴在皮肤，把艾炷放在上面燃烧的方法，常用在腹部。还有一种与此类似的方法，就是弄湿几层画纸，放在皮肤上，把艾炷放在上面燃烧，这种方法叫做"湿纸灸"或"水灸"。上述方法从前使用过，现在只作为参考。

4. 大酱灸

这是指把纸放在皮肤，将大酱平铺于纸上，把艾草放在上面燃烧的方法。这也是传达轻微温热刺激的方法，主要用在腹部。此法很久以前使用过，现在只作为参考。

5. 隔蒜灸

这是指把 3 毫米至 1 厘米厚度的蒜片放在皮肤上，然后在上面燃烧艾草的方法。此法很久以前使用过，现在只作为参考。

6. 其他无痕灸

除了以上提到的无痕灸之外，还有漆灸、墨灸、油灸、硫黄灸、药灸等，均是把东西作为药物抹在皮肤上，让皮肤充血，加快血液流动而治疗炎症。这些方法很久以前使用过，现在只作为参考。

灸的材料与选择

灸的材料可以分为灸用艾草和用于燃烧艾草的线香两大类。

（一）灸用艾草

作为灸的材料——艾草，在韩国是生长在山崖上的菊科植物，多年生的一种草。大约 1 米长，叶子的背面有灰白色的细毛，具有特殊的香气，影响成分多于其他植物，初秋开栗色的花。

艾草有普通艾草与药用艾草两种，普通艾草生长在田野，药用艾草主要生长在山上，比普通艾草叶子大、细毛多。艾草因为效果神奇，亦被称为"仙人草"。入药使用时选用当年生的艾草，用于灸疗时选用 3 年以上的陈艾草。

一、制作灸用艾草的方法

用于艾灸的艾草是 5 ~ 6 月份（端午节前后）的艾草，在长得不是很大的时候采摘，放在阴凉处阴干并储存，挑选 3 年以上的艾叶使用。

反复几次用石臼捣碎艾叶，用筛子除去残渣，收集剩下的白色绒毛即成。以前使用这种方法制造灸用艾草，但现在用机器来制造，便于更好地选择优质的灸用艾草。

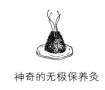

二、灸用艾草的品质

灸用艾草的品质取决于艾叶背面密密麻麻的软茸毛，其含有毛茸和腺毛两种成分。

毛茸为 T 字形状，是菊科植物的特征，在叶子的背面。腺毛含有挥发油，油的成分是倍半萜烯、黄酮醇化合物、酒精等精油，因此有香气，易燃。

灸用艾草品质的好坏取决于成分的差异，具备以下成分和比例的艾草是一等品。越是好的灸用艾草，越容易燃烧，中途不会灭火，燃尽的灰中所含的黑色灰分多，白色灰分少。品质差的灸用艾草，燃烧时间长，感觉烫，燃尽的灰呈白色且量少，灸位疼痛，易起水泡。

优质艾草所含的成分和比例

成　分	比　例（％）
水分	9～11
蛋白质、氮有机物	11
纤维	67
脂肪	4.5
无机盐类（灰分）	4～6
黄酮醇化合物、倍半萜烯、酒精等	0.2

三、灸用艾草的辨别方法

灸用艾草的好坏一般通过以下特点辨别。

1. 优质的灸用艾草

·陈艾草，触摸柔软，触感良好。

·淡黄色，纤维细，没有小团粒。

·易点燃且不烫，中途不灭火。

·对皮肤的热传导均匀。

·干透，陈货。

2. 品质差的灸用艾草

·新艾草，大而粗糙。

- 黑褐色，纤维粗糙，杂质较多。
- 不容易贴在皮肤上，烫且中途容易灭火。
- 对皮肤的热传导感觉不好。
- 触摸感觉油腻而黏。
- 有湿气。
- 发青或白色，按之容易凝结。

四、灸用艾草的燃烧温度和时间

对灸用艾草燃烧时的温度和时间的衡量，或者对皮肤组织热传导的深度，很多学者做了实验研究，以下介绍主要的几点。

1. 最高燃烧温度

使用特殊传温计测定艾草的最高燃烧温度，石棉板上测定的结果为：大的艾炷为130℃，中等大小的艾炷为100℃，小的艾炷（米粒大小）为60℃左右。在家兔的腹部上燃烧艾炷，实验结果为：大的艾炷为93.5℃，中等大小的艾炷为80.5℃，小的艾炷（米粒大小）为61℃。

2. 在皮下组织的温度

此实验对象为尸体和家兔。尸体的情况是：皮下0.4厘米处，大的艾炷为0.9℃～1℃，中等大小的艾炷为0.7℃～0.8℃，小的艾炷为0.1℃～0.6℃。温度呈上升趋势，灸的次数越多，温度越高。家兔皮肤的情况是：0.05克的艾草皮下温度为45℃，灸4壮后温度为49℃，灸7壮时温度可达53℃。

3. 艾草的燃烧时间

灸用艾草在人体皮肤燃烧时间的测量结果显示，长度为3.2毫米的艾草最长燃烧时间为18秒，最短为7秒，平均时间为13秒左右。艾草燃烧的温度变化呈现出缓慢达到最高点，再缓慢下降的类似山形的曲线。这一点与其他植物的燃烧情况有很大的差异。

（二）线香

线香的粗细为火柴大小，市场上容易买到，外观好、不粗糙、坚硬不易散的为良品。15厘米或20厘米以上长度的线香使用起来不方便，剪成10厘米左右最为适宜。粗糙、杂质多的线香，在艾炷点火的时候容易黏附在艾炷上，不方便使用。用于施灸

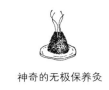

时，尽可能选用无香的线香。

施灸的方法

灸的原理是 60℃的热度给予烧伤，此时利用产生的异种蛋白体的化学作用来治疗疾病。疾病的症状与灸量的关系类似于抓药时各种药剂之间的配伍。因此，施灸的时候要考虑艾草的大小、硬度、长短、每次施灸的壮数、灸疗的间隔时间、反应点（经穴）的状态、是否虚弱体质、疾病轻重、外科手术史、年龄、性别等因素，进而选择适合的施灸方法。

一、制作艾炷的方法

左手轻拿适量艾绒，用拇指和食指捏如火柴棍粗细，用右手的拇指和食指把顶端部位断成米粒大小的圆柱状，放到灸位上。开始制作的时候，大小和硬度都不好掌握，但熟练之后，不管是大小还是长短都会很均匀，一分钟能做出 30 个。

新手做艾炷耗时较长，但熟练后就能做得又快又好。

二、将艾炷贴于皮肤的方法

艾炷的底部沾上口水或湿棉花，贴敷在灸位上。

第一个艾炷燃尽后留灰，第二个艾炷立即放在灰的上面，这样即可贴于皮肤（一般新手动手操作一次就能掌握）。夏季的时候容易出汗，艾绒容易黏在手指上，要把汗擦掉后再制作艾炷。

三、点燃方法

将艾炷放在皮肤上，用线香的火点燃艾炷。线香如果太靠近艾炷，会容易粘上艾绒，所以点燃时要保持一段距离，轻轻点上即可。

还有，用有灰的线香点艾炷，艾绒会被粘上来，所以要随时把线香的灰弄掉。

并且，灸了 2 ~ 3 壮后会积下很多灰，因此会出现灸位变宽的情况，操作时要注意这一点。

具体操作步骤如下：

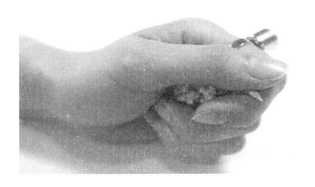

1. 将适量的艾绒放在左手拇指和食指之间，把艾绒轻轻揉捏成长条。

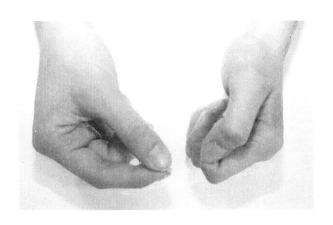

2. 用右手的拇指和食指把长条艾绒弄断为半个米粒或米粒大小。

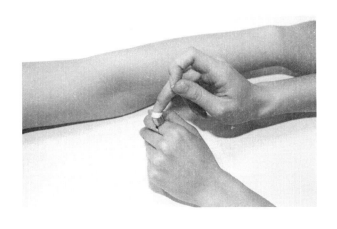

3. 用中指弄湿灸环。如果没有灸环，可以用湿棉球代替。

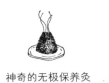
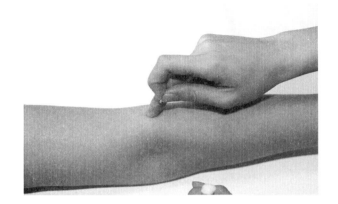

4.用弄湿的中指将相应灸
位弄湿。

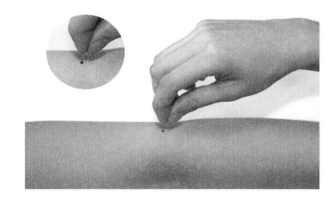

5.将弄断的艾炷放在弄湿
的灸位上。

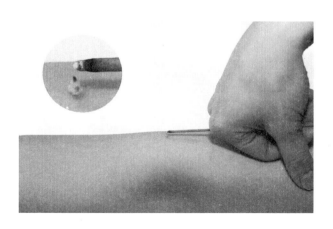

6.用燃烧的线香将艾炷顶
端轻轻点燃。

四、施灸时患者的姿势

施灸的姿势根据灸位的定位而定。

例如，如果俯卧位时确定了灸位，却坐起来施灸，那么灸位就会发生变化，所以，施灸时确定患者的姿势，治疗效果最佳。

施灸时一般采取如下姿势：

· 胸部、腹部：正卧位。

· 肩部、背部、颈项、头部：坐位或俯卧位。

· 腰部、腿背部：俯卧位。

· 手臂、腿：向前伸直位。

五、灸位改变时及注意事项

因操作不熟练或者其他原因，灸位常会发生移位，所以每 7 ~ 10 天要检查一次灸位。根据实际情况，可以改变灸位或添加灸位。

操作过程中要注意以下事项：

1. 灸用艾草以 3 年以上的陈艾为宜，越陈越好。

2. 艾炷的大小根据患者的症状、体质、年龄、性别、有无灸疗经验而有所差别。无极保养灸选用的艾炷以半个米粒至一个米粒大小最为适当。

3. 经过长时间的施灸，灸位有可能发生移位。因此，7 ~ 10 天要确认一次灸位。

4. 施灸的时候，5 壮以下可在灰上直接放下一艾炷，但灸 5 壮以上后，若要继续施灸，则每 5 壮用湿棉球把灰擦掉再灸，避免灸位扩大。

5. 施灸之后有可能产生水泡，这是因为用了质量差的灸用艾草或者制作过程中揉捏过度而致艾炷太硬。发生了水泡不要害怕，可以放着不动或者用针弄破。

6. 如果结痂则不要揭开，继续在其上面施灸，灸的效果依旧能够持续。

六、艾炷的大小与用量

灸的时候用手将艾绒揉捏成适当大小使用。艾炷的大小和壮数，一般由专家根据经验研讨病症后决定。但有必要定一下标准，即"米粒大小"或者"半米粒大小"。艾炷过大，则热度高、灸位宽，容易损伤皮肤组织，而且燃烧的时间较长，造成过度刺激。因此，这样强刺激的灸疗最多适用于体力劳动者，不适用于脑力劳动者或老弱者、虚弱体质和少儿。

一般来说，最适当的量是半米粒大小的艾炷。第一次施灸或极度敏感的人，或者小儿，建议用更小的艾炷施灸。

以上是施灸的一般标准，偶尔也使用2～3倍米粒大小的艾炷。根据古书记载，也有使用红豆大小、鼠粪大小或黄豆大小艾炷的情况。但根据金老的经验，米粒大小的艾炷较为适宜，而且皮肤上几乎不留痕迹，热感程度较佳，灸位很少化脓。灸位化脓可因体质问题引起，但很多情况下是因灸量过大所致。

有人认为，灸量越大则效果越好，结果既流脓又留灸痕，给人留下"灸是野蛮方法"的印象。施灸的过程中，有人认为将艾炷弄大则效果越好，这也是错误的想法，应该一直将艾炷保持米粒大小。

艾炷的大小

大小	长度（毫米）	直径（毫米）	重量（毫克）	最高燃烧温度（℃）
大	6.0	3.0	7.25	130
中	5.0	2.5	3.65	100
小	4.0	2.0	2.60	60

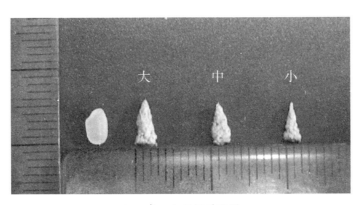

大、中、小艾炷对比图

七、艾炷的硬度

艾炷的硬度根据捏艾绒的方法不同而有差异。硬度高的艾炷燃烧时间长，热度高，用于特殊需要的患者。

八、艾炷的高度和用量

所谓艾炷的高度，是指团成圆锥形的艾绒的高度。有说法称，用于补法的艾炷宜软而长，灸量大。

九、施灸的壮数

一次灸几壮艾炷也不是一件容易决定的事情。一般来说，患有疾病时对热的感觉较迟钝。用手摸灸位，若感觉皮肤坚硬，或有隆起，或皮肤感觉迟钝，则可以用多壮艾炷。一般情况下，灸3壮后能感觉到热，如果灸5壮甚至10壮时才感觉到热，则可以继续增加壮数。例如，去除鸡眼时，壮数少就没有效果，不过也有仅灸3壮就能见效者。古书记载，灸脚尖治疗喉咙疼痛和眩晕时，就用了很少的壮数而见效。

对于灸的壮数，一直没有固定的说法，但据古书记载，有"针5分，灸7壮"的说法，明示了灸的壮数。不过，没有必要拘泥于此，灸的壮数还是要根据患者的症状而定。根据金老的临床经验，成年人灸5~7壮，小儿灸3~5壮为宜。

遇到以下情况可以调整壮数：

1. 感冒

患感冒或者热病，在风门穴灸15~20壮，效果很好。这种方法属多壮施灸，如果没有见效，可以再试一次。

2. 肠炎

患急性肠炎，灸水分、大巨、气海、滑肉门、中脘、梁丘等穴位，有时灸至30壮。

3. 阑尾炎

阑尾炎早期，可灸气海20~100壮。

4. 神经痛

患坐骨神经痛，灸腰阳关、腰俞、次髎穴5~7壮，根据症状配合灸大肠俞、殷门、跗阳等穴，效果甚好。若腰痛、肩臂痛严重时，可酌情增减壮数。

5. 肺结核及体质虚弱者

起初用小艾炷灸2~3壮，治疗1~2周后，逐渐加到4~5壮。

6. 高血压

刚开始施灸时，以艾炷小、壮数少为宜，逐渐增加到5壮。但要根据血压情况进

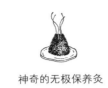

行调整，若收缩压大于 200 毫米汞柱，则灸 3 壮以下效果较好。这一原则也适用于脑出血后遗症。待血压调整好后，再继续灸至 5 壮以上。血压是症状而不是疾病，所以要找到致病原因后再施灸。

7. 大病后体弱虚衰者

此类患者以 2～3 壮开始，逐渐加量比较好。

十、施灸的天数

关于施灸的天数，有每天灸，持续数月或数年的方法；也有灸一段时间，休息一段时间，再继续施灸的方法。

根据古书记载，"预防中风灸"从每月 1 日开始施灸，每天都灸，连续灸几个月。长时间持续施灸一般用于增进健康和预防疾病。但是，有疾病时要根据病情选择最佳灸位。

需要注意的是，刺激量过大反而会造成疲劳，减弱人体对疾病的抵抗能力，因此，施灸过程中，适当间隔几天，休息一段时间后再继续施灸也是应该的。

"灸"字由"久"和"火"组成，寓意从"久"、从"火"，故金老认为，灸疗最重要的是长期坚持做。

十一、灸位要选几处

以上提到艾炷的大小和壮数，但是灸位到底选多少合适，也是一个重要的问题。

日本原田博士通过对豚鼠的实验推论，成人选择 8～10 处穴位，各穴位灸 7 壮效果最佳，多了反而有害。但金老根据临床经验来看，米粒大小的艾炷各灸 5 壮，选了 26～40 处穴位，也尚未遇到过有害的例子，反而见过风湿性关节炎或腰腹神经痛和坐骨神经痛发病期患者，灸了 50～60 处穴位后效果很好。又如脊柱骨疽，灸 50～60 处穴位，持续半年或者一年以上，症状改善或者治愈。但这样的灸位数仅限于慢性病，高热或咯血的患者要除外。

低热时，壮数开始时要少，然后逐渐增加。身体虚弱者，灸得多反而会使疲劳加重，令人变得更加虚弱。

对于高血压疾病，以 3 壮左右最佳。如果血压特别高（例如收缩压 200 毫米汞柱以上），开始时灸位要少，壮数也要少，应逐渐增加灸量，严禁一次灸很多穴位和壮数。

如上所述，按照开始时灸位少些，然后逐渐增加的方法，不用担心因灸位和灸量的渐增而对人体带来伤害。这很可能是因为人体的抵抗力提高了而产生了耐力。

例如，第一次灸 50～60 处穴位会出现异常反应的人，可以改为前 10 天灸 20 处穴位，然后逐渐增加至 50～60 处穴位，该患者就不会出现任何异常了。

以下介绍金老治疗咯血的经验：

患者为大学三年级的学生，因为咯血严重而在深山静养。不管医生用什么方法，都不能改善血痰不止的症状，每天早晨出现少量的血痰持续了半年。医生对此患者也失去了信心，偶然的机会，该患者找到金老进行灸疗。起初选了 4 个穴位施灸，每次灸 3 壮，维持了 1 个月。之后增加了 4 个穴位，再持续治疗 1 个月。虽然血痰没有完全止住，但体力明显好转。于是，再增加 2 个穴位，施灸 90 天，之后又加了 2 个穴位，持续施灸 1 年后痊愈。如此顽固的咯血在施灸 120 天后完全止住了。

可见，在治疗某些疑难病症的时候，灸疗会收到意想不到的效果。

十二、身体条件和灸量的关系

每个人的长相不同，同样，体质、体力、对疾病的抵抗力、对灸的反应感均不同。严格来说，不可能统一限定灸量，对于大手术之后或者老弱、产后、严重心脏病、肾病、肝病、脑病、癌症等患者，灸量开始时宜小，之后逐渐增加或者根据症状加减，一般从 3 壮开始，逐渐调节到 5 壮。进行一般的健康灸时，也有每天热感不同的情况。因此，定灸量的原则是：每次都仔细观察患者的身体状态，根据情况而定。

以下是不同身体条件者在不同情况下对灸的不同反应。

1. 不同的体质

·容易发脾气的人，不容易耐热。

·身体肥胖者，大多比较耐热。

·瘦人不一定都不耐热。

·健康人一般比患者耐热程度低，这种情况多来自于心理状态。如果是重症患者，会有一种必须找回健康的想法，所以任何苦痛都能忍受，自然很能耐热。

2. 不同的性别

·女性比男性耐热。

·生育过的女性比尚未生育者耐热。

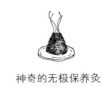

3. 不同的年龄

·年纪越大，越耐热。

·年纪越轻，越不耐热，尤其是 20 岁左右的年轻人最不耐热。

·儿童对热的害怕程度高于实际对热刺激的耐受程度，所以对儿童施灸要先做好说服工作。

·出生一年左右的幼儿感觉较迟钝，比较耐热。

4. 不同的气候

·晴天比较耐热。

·雨天也比较耐热。多云或气压低的时候非常不耐热，气压低时感觉神经较敏感，这些气候变化使神经调节功能迟钝。

5. 不同的时间

·早晨最耐热。

·下午没有早晨耐热。

·夜晚最不耐热，身体疲倦的夜晚最不耐热。

·对于患有特殊疾病的患者，早晨或上午施灸最耐热。

6. 不同的身体状态

·酒后不耐热。

·洗澡后较洗澡前不耐热，这是因为皮肤的血管扩张。施灸时，间隔洗澡时间一个小时为宜。如果灸后立即洗澡，灸位会有轻微刺痛感，类似烫伤，感觉不舒服。

·疲劳时不耐热。

·睡眠不足时不耐热。连日睡眠不足则更加不耐热，这是因为感受热感的脑中枢处于疲劳状态。

·身体发热时不耐热。

7. 不同的疾病

·心脏不好的人不耐热，心脏衰弱者更为明显。

·风湿性关节炎患者，神经处于敏感状态，非常不耐热。

·高血压者也不耐热。尤其是收缩压高于 200 毫米汞柱的人极不耐热，施灸时甚至会喊出来。

·身体衰弱者也不耐热。

·肠无力而腹部凉者耐热，有要连续施灸的想法。

·麻痹性疾病者也耐热。

8. 不同的心理状态

·有"灸是热的"觉悟者，比较耐热。

·理解"灸是有效果的"人，比较耐热。

·对灸理解不足的人，很不耐热。

·对灸持消极态度的人不耐热，积极者耐热。

·施灸是自己的意愿者，比较耐热，而且有种不能言语的快感。

9. 不同的操作技术

·操作熟练的人保持一定的速度施灸，感觉会比较舒服。

·不熟练者用不规则的速度施灸，会感觉特别热。

·很多人说，专家施灸的时候不热，不知道为什么回家自己灸就感觉很热。说明除了施灸的方法可以影响灸疗效果外，心态也是很重要的影响因素，心软的人给自己施灸时更觉得热。

10. 不同的经穴

·在正确的穴位施灸，感觉会很舒服。

·施灸之处不是正确的穴位，则感觉很热且不舒服。因此，有必要时常咨询专家以确认穴位。

11. 不同的部位

·大体来说，胸腹部比背部更不耐热。

·肩部、头部比较耐热，腰部、腿部不耐热。

·手心和脚心极不耐热。

·中枢比末梢耐热。

·腹部也极不耐热，但也有人觉得腹部施灸感觉很好。

·由于个人体质和疾病的不同，耐热的部位也不同。有人觉得腰部最热，有人觉得肩膀最热，有人觉得腹部最热，每个人的感觉都不一样。

·有说法称，热感的不同是因支配某部位的神经紧张度不同所致。

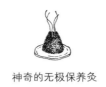

施灸的注意事项

一、不能灸的部位

全身经穴之中，根据古人的经验，有些部位不适宜灸或针。但也不是绝对的，有些专家反而用这些穴位取得了很好的疗效。但不熟练的操作者，最好不要考虑。

施灸的时候应该避开不能灸的部位，例如，头部两侧的血管、颈部两侧的颈动脉附近、腹股沟、手腕把脉处、腘窝、脸部和心脏直上部位，还有阴部也要避开。

二、不能重灸的状态

灸会给人体带来刺激，因此身体状态不好的时候不宜重灸（多壮灸）。举例如下：
·患传染病、热病、恶性肿瘤、化脓性疾病时避免重灸。
·各种皮肤病避免重灸。
·妊娠中避免重灸。
·重病之后身体严重衰弱时避免重灸。
·容易出血体质者避免重灸。

三、施灸前后的注意事项

施灸前后，最好要注意以下几点：

1. 判断灸位是否适当，这对于不熟练的人来说非常难。首先，要知道不能施灸的情况。专家选定的灸位，要持续灸一段时间，症状有所变化后仍可以继续施灸。

2. 先确定艾炷的大小、壮数，再确定治疗疾病所需的刺激程度。之前已经提到，刚开始时一般灸 3 壮左右，逐渐增到 5～7 壮，以十多天为间隔时间。

3. 初次施灸时热感很强，可以用手指轻轻压住灸位周边，多少能够减轻点热感。

4. 点燃艾炷时要沉着。

5. 第二壮艾炷要轻轻放在第一壮燃尽的灰上。

6. 灸位大则会结痂，微小的接触刺激也可能会破坏结痂部位和健康皮肤之间的组织，容易引起化脓，因此开始施灸的时候要注意这一点。

7. 为了防止灸位化脓，艾炷不要太大，留意水泡和结痂，不要将其弄破。

8. 施灸期间可以洗澡，但注意不要揉捏施灸部位。

9. 夏天施灸宜选在不易出汗的上午和晚上，此时比较耐热，还能防止水泡的发生。

10. 关于一天中施灸的时间段，从前有很多种说法，但都没有根据，因此不用担心，可以选择自己方便的时间进行灸疗。

11. 月经期间、对灸特别敏感的人，宜休息一段时间，没有异常反应时才可继续施灸。原则上，妊娠期间施灸没有害处，除外重灸或长时间灸，正常施灸对顺产也有利。

12. 酒后最好避免施灸，否则会感觉很热，还可能出现一过性脑缺血。如有特殊情况必须要灸，可先刺激醒酒的率谷穴后再施灸。

13. 对于特别不耐热的情况（尤其是感受性强或神经质的人，儿童或第一次施灸的人，会有不耐热的倾向），起初用小艾炷灸3壮左右，逐渐让接受施灸的人熟悉热感。感到热的时候，可以用手指按压灸位周边，热感会有所缓解，但若按错则会导致灸位移位，此时更觉得热，灸位也会扩大，因此不要用力按压，力度要适当，或者也可以把手指放在灸位上，这样会舒服一些。

四、灸位化脓的处理

第一次施灸时，即使非常小心也有可能发生化脓。灸位容易化脓与人体的状态有密切的关系。有些人重灸都不会化脓，反之，有些人轻灸也会化脓。同一个人同样大小的灸位，有时会发生化脓，有时不化脓。

施灸的时候，皮肤上水分多的人，皮肤容易鼓起。针对这种情况，每次施灸的时候按压灸位周边即可减轻症状。若产生水泡就会容易化脓，这种情况同样也是皮肤水分多所致。总之，可以认为皮肤水分多者容易化脓。根据经验，身上有癣或者湿疹的人容易化脓，因其处于容易化脓的状态，对细菌的抵抗力低下。此外，糖尿病患者容易化脓是众所周知的事情。

列举一则由金老亲自治疗的病例：患者肠胃虚弱，患胃下垂，胃内积水，身体非常瘦弱。对患者施灸，背部和腿部灸位全部化脓，成了硬币大小的灸疮。虽然灸疮很快恢复，一段时间后背部全是水泡。但是灸疮发生之后，疾病急速好转。

根据金老的经验，灸位化脓对治疗疾病有效，由此看来，即使发生化脓也不用特

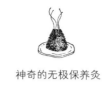

别担心，而且长时间施灸才有可能治愈。

灸法的疗程

灸疗过程中，患者问得最多的问题是："要灸多长时间？"对于这样的问题，金老常常简单地回答："直到疾病治愈。"但患者并不满意这样的答案，反问："到底需要多长时间？"其实，我们要根据疾病的种类和轻重来确定治疗时间，马上说出具体的时间实在是比较困难。大体的治疗时间如下：

疾病种类与程度	治疗时间
轻症	约1个月
一般重症	2~3个月
严重重症	半年至1年，甚至2~3年以上
急性病	1天或2天，也有1周左右治愈的情况

以下更为详细地研讨治疗期限的问题：

·轻症疾病大约需要灸1个月，根据情况可以将针与灸并用。神经痛、风湿病、肠胃病、呼吸系统疾病、泌尿系统疾病通过针灸治疗多能在1个月左右治愈。人们比较害怕的肋膜炎等疾病，如果是轻症，持续施灸一个月也有治愈的案例。但并不是治愈后就中断治疗，继续坚持灸疗不仅可以增进健康，还可防止复发。

·重症疾病大概需要灸2~3个月。神经衰弱、神经痛、风湿病等稍微严重的疾病则需要灸3个月。一般疾病经过3个月的治疗多能治愈。肋膜炎、肺门结核、肠胃病、泌尿系统疾病、妇科病等，治疗3个月多能痊愈。

·持续3个月也未能治愈的疾病属重症。虽然不能因为长时间施灸而未见效就称为重症，但属于此类情况的疾病多是顽固的慢性病。

·对于患者来说，最重要的是医者的诚意与韧性。很多患者在治疗过程中因感到疲倦而产生怀疑，最终半途而废。实际上，越是这种时候，医者越应该具备韧性和耐性，帮助患者度过这个节骨眼，疾病往往能够治愈。根据金老的经验，肺病、肋膜炎、胃下垂、胃溃疡等疾病，开始治疗3~4个月时几乎不见效，大约治疗5个月后往往以惊人的速度呈现治疗效果，这样的例子很多。因此，负责治疗的人要以必能治愈的信心对待患者很重要，抱着信心用认真的态度坚持为患者治疗，患者也会安心并且耐心地接受治疗。

·对于急性病症，很难预知治愈时间。选用适当的方法治疗，若急性症状消失，一般可在短时间内治愈。

·改善体质或者调整全身的灸疗，长时间坚持做效果最佳。先天体质不好的人，坚持施灸 3 个月以上，多少能够改善体质。

·很多患者都说坚持做一年的灸，身体状况有了惊人的改变。

·"灸"字由"久"和"火"组成，长时间坚持施灸，可以提高抵抗力，保持健康的体魄，延年益寿。

现今 104 岁的金老，虽然不知道自己能有多长寿，但通过自己的经历知道灸疗是健康的医学，所以想推荐给全世界的人民。

灸与体重的关系

所谓治疗，可以说是调节过与不及。大体上瘦人施灸后体重会增加，胖人施灸后体重会减少，但也不能一概而论。比起减少胖人的体重，施灸后使瘦人发胖则更为容易。

看到瘦人施灸后体重增加，实在是一件高兴的事情。例如，瘦人施灸后肚子变大，腰部变宽，胸部变厚，脸庞变圆。对于成人来说，治疗后体重增加幅度大时，一个月可增加 7~8 千克（增加 2~3 千克是比较容易的），半年可增加 10 千克，这样的例子很多。

1940 年，金老从 1200 名小学生中挑选出 100 名虚弱儿童进行施灸，半年后经过体力检查发现，体重最多可增加 8 千克，体重增加 3~5 千克的人数最多。体重达不到平均水平的儿童，经过半年的施灸，带来了超过平均体重很多的良好结果。由此证实，灸有助于成长，对于增加体重有效。

以这些儿童为对象，在背部选择 4 处灸位，在腹部选择 1 处灸位，每处艾炷半米粒大小，各灸 3 壮，可以起到保健效果。

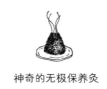

适度施灸

但凡是好的东西，很多人都希望拥有更多，这是错误的想法。无论多么好的东西，只要过度使用都会带来不好的结果。这与"饭再香，吃得过多就会出问题"是一个道理。

如此来看，再好的东西使用时都要注意适度原则。灸疗也是同样的道理，别人用重灸治疗疾病得到了改善，于是认为自己也可以用别人的方法治疗，这是大错特错的想法。不要一开始就有贪念，就算效果不会马上显现也不要失望，最重要的是，起初少量慎重地操作，再逐渐增加灸量坚持做下去。上面已经提到，有时尽管灸的感觉很舒服，也不能把艾炷弄大，继续使用米粒大小的艾炷治疗效果最佳。

无极保养灸

何谓无极保养灸

金老运用宇宙生成和运行的原理，把人体看做一个"小宇宙"，根据人体生理与病理的规律，以强身健体、防病治病为目的，独创了一种需要持续长久操作的保健灸法——无极保养灸。

"灸"字由"久"和"火"构成，如字所示，按古人的经验，灸需要长时间持续操作才有效果，不得不惊叹古人的智慧。

前文讲述了灸的一般理论和操作方法。现在开始具体讨论在哪个部位施灸的问题。灸的部位，当然是根据病情而定，因此不再赘述，在此仅对"无极保养灸"进行详细地介绍。

无极保养灸是指，选择8个经穴（男性12个穴位，女性13个穴位），选用半米粒大小的艾炷，每天每个穴位灸3壮，不论是否患有疾病都能使用，是一种日常生活保健疗法。患有特殊疾病的时候则选择特殊穴位进行施灸，健康人可以选择这8个经穴持续施灸。根据金老多年的临床经验，无极保养灸不仅可以治病，对维持健康也非常有帮助。金老80多年来一直坚持灸这8个经穴，所以现在104岁高龄了，仍然保持着30岁年轻人的活力。

金老的夙愿是让天下所有的人知道这8个经穴，坚持施灸，保持健康的体魄，无病到天年。

男性无极保养灸基础穴：中脘（1穴）、曲池（2穴）、百会（1穴）、肺俞（2穴）、膏肓（2穴）、气海（1穴）、关元（1穴）、足三里（2穴）。

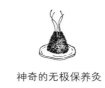

女性无极保养灸基础穴：中脘（1穴）、曲池（2穴）、百会（1穴）、肺俞（2穴）、膏肓（2穴）、水道（2穴）、中极（1穴）、足三里（2穴）。

一、无极保养灸的创立

自古以来，灸在中国、韩国、日本等国家，因可保护健康和预防疾病而被广泛使用。

针灸学认为，疾病的发生是阴阳失调而致的全身反应，因此可以说，调节阴阳和改善体质的灸疗是预防和治疗疾病的理想方法。

金老为了追求最优的防治疾病和强身健体的方法，一直以来潜心学习、总结、探索，最终创立"无极保养灸"，用于临床治疗80多年。

无极保养灸最初的意义是既能预防和治疗疾病，又能维持健康而起保养作用，所以被称为"保健灸""健康灸""保养灸"。开始尝试无极保养灸时，发现越灸越觉得精神，疲劳得到了缓解，人变得健康，所以叫"健康灸"。继续施灸发现，人不容易患病，故又叫做"保养灸"。经过反复的临床实践，发展为现在的"无极保养灸"。

"无极"是宇宙生成和运行的原理，是比"太极"时间更远、范围更广、思维更理性的概念。而无极保养灸的作用可以用"无极"来形容，它对全身健康的维护和在改善体质方面有着惊人的临床效果。

二、无极保养灸的治疗原则

针灸学指出，正气足，全身阴阳协调，才能维持健康。无极保养灸运用阴阳五行的原理，协调五脏六腑的功能，维持全身的健康，既是疾病的治疗方法，也是疾病的预防方法。

无极保养灸既可调整身体之根的精，又可调整心里之根的神，补充人体根本之气，使五脏六腑的功能达到平衡，因此它既是全身治疗法，也是根本治疗法。

三、恢复正气的预防方法

针灸学把生成和保存人体正气放在第一位，并且把重点放在发病之前的预防和调节阴阳平衡上。所以说，无极保养灸是一种养足正气以预防疾病和提高治愈能力的保养方法。

四、无极保养灸与阴阳的关系

阴阳平衡时身体才能最健康，因此说，养生之道在于阴阳协调并不夸张。无极保养灸的灸位是全身的前后、上下、左右，形成三次元结构。

全身分为阴、阳两部分，身躯为阴，则四肢为阳；下肢为阴，则上肢为阳；腹部为阴，则背部为阳；右侧为阴，则左侧为阳。根据这一原理，无极保养灸由上下、前后、左右配合选穴，达到阴阳平衡。属阴的小腹下端取气海、关元，以储存人体之精；属阳的背部上端取肺俞、膏肓，以强化心肺功能，调节全身气血；头部取百会，因为其是诸阳经聚集经过的部位，有安神定志的作用；左右两侧的曲池和足三里可调节左右阴阳，配合中脘来调节上下、左右的阴阳。

五、无极保养灸与五行的关系

如果说"阴阳"是从空间角度认知人体，那么"五行"则更加细化，从功能和时间上认知人体。无极保养灸同时反映了阴阳理论和五行理论，是有助于维持五脏六腑生理功能的疗法。

无极保养灸的配穴原则以中央主土的中脘为中心，配伍上肢的曲池（左侧1穴、右侧1穴）和下肢的足三里（左侧1穴、右侧1穴），这4穴可以看成分别发挥了木、火、金、水的作用。与木、火、金、水相应的五脏为肝、心、肺、肾，左肝右肺和心肾相交，发挥水升火降的作用。人是精神和肉体统一的整体，百会位于主精神的脑部，有调节精神的作用，使人体达到全身平衡。

六、无极保养灸的临床效果

前面提到过，无极保养灸可以有效改善免疫功能、改善体质、调节情志、改善排便习惯、消除麻痹，以下具体介绍无极保养灸的临床效果。

1. 改善免疫功能

根据统计局发布的"2002年死亡原因统计调查结果"来看，死亡原因按顺序依次为癌（第一位），脑血管疾病（第二位），心脏疾病（第三位），糖尿病（第四位），慢性支气管疾病（哮喘、慢性支气管炎等）（第五位）。这五大原因所致的死亡人数占全体死亡人数的57.3%，大部分患者伴有慢性疲劳综合征。这种现象说明免疫功能减弱对健康的危害很大。

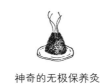

长时间持续做无极保养灸，可以改善全身的免疫功能，疲劳感也会消失。金老在临床上把无极保养灸作为防治以上五大原因所致疾病的基本处方。

例如，做无极保养灸可以治疗高血压和预防中风；对于糖尿病患者，可在无极保养灸的基础上加灸左肝俞、右脾俞、地机穴。

2. 改善体质

无极保养灸对慢性泄泻、皮肤病、哮喘等疾病，可以通过改善体质而达到治疗目的。临床上这类患者坚持做无极保养灸，可以改善症状，治愈的例子也有很多。

例如，对于慢性支气管哮喘患者，可以在无极保养灸的基础上加灸肩井、灵台、心俞、膈俞、肾俞穴；对于牛皮癣患者，在无极保养灸的基础上加灸肩井、肩髃、肝俞、肾俞、大肠俞、大巨、隐白、血海、筑宾穴，效果更佳。

3. 调节情志

神经症是心理情感功能障碍引起的精神和身体的反应。要查明这类疾病的病因和制订正确的治疗方案，对于现代医学来说不是一件容易的事，而且所用的药物副作用大，人体易产生耐药性。

根据金老的经验，只要坚持施灸，就能解决这些问题。进行3个月以上的无极保养灸，在查明病因之前就能治愈的例子有很多。

经典处方：在无极保养灸的基础上，加灸天柱、心俞、肝俞、肾俞、神门穴，坚持施灸效果会很好。

4. 改善排便习惯

通过动物实验，不断有学者发表关于"灸对肠管运动有影响"的研究结果。虽然尚未清楚其原理，但至少能说明施灸可以改善排便习惯。持续做无极保养灸，经常能见到便秘或泄泻改善的例子。

对于泄泻患者，治疗时用无极保养灸加梁丘、左梁门、水分穴；对于便秘患者，在无极保养灸的基础上，加灸肓俞、大肠俞、肾俞穴，效果很好。

5. 预防心脑血管疾病

维持人体生命的能量来源主要是食物，做无极保养灸后，胃口好了，进食后消化能力提高了，可以顺利将养分运送到各脏器，随之生成人体需要的各种激素和血液，良好的血液是形成良好肌肉的基础，同时也是形成良好血管的基础。

良好的血液和血管可以预防动脉硬化等心脑血管疾病。即使某种冲击较大而使血压升高，若血管柔韧性好则不易发生心脑血管疾病，因此，无极保养灸对预防中风有效。中风导致的半身不遂也可以利用这样的原理进行治疗。不用说预防中风了，就是发生了脑出血，也可以用无极保养灸加肾俞穴持续治疗，效果很好。

无极保养灸的取穴

一、足三里

在足三里处施灸是最重要的也是广为人知的事情。临床研究已经证明，灸足三里穴有预防疾病和增进健康的卓越效果，是全身治疗和预防保健的最好灸位。

有些人认为，灸使艾草的成分进到体内而发生了治疗作用，因此为了让更多的艾草成分进到体内，艾炷做得很大，这是不清楚灸疗的原理所致。施灸是为了给予皮肤小的烧伤，而艾草燃烧的温度正好适合人体，此时灸米粒大小的艾炷能给人体带来最适度的烧伤，并且对经穴产生刺激而具有治疗效果。

"不积跬步，无以至千里；不积小流，无以成江海。"灸疗也是一样，是一个细致而持久的过程，积累到一定程度才能见效。金老的心愿是天下所有的人一起做灸疗，预防疾病，度过愉快的人生。

足三里的取穴方法：髌骨（膝盖的圆形骨）直下两侧的凹陷处叫膝眼，内侧为内膝眼，外侧为外膝眼。足三里位于外膝眼沿胫骨直下3寸处。

灸足三里有什么作用呢？最广为人知的应该是能使人长寿。这是因为灸足三里能够提高人的免疫力，并且能延缓衰老。在日本，最为长寿的万平一家，祖孙三代中活到100~300岁的有六人，他们的长寿秘诀之一就是灸足三里。

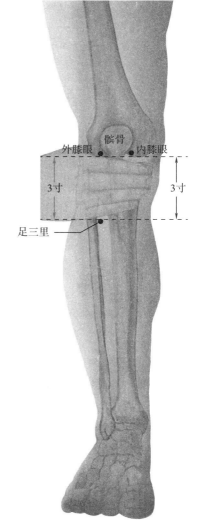

足三里的位置

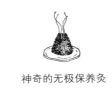
以下列举一些常灸足三里穴可以治疗的疾病：

1. 呼吸系统疾病

感冒、支气管哮喘、肺炎、肺气肿、肺结核、肋膜炎。

2. 循环系统疾病

动脉硬化症、高血压、原发性低血压、心内膜炎、心脏神经症、心悸、心绞痛、心源性哮喘。

3. 消化系统疾病

食道狭窄、急性胃炎、慢性胃炎、胃无力症、胃痉挛、食欲不振、胃酸缺乏症、胃溃疡、急性肠炎、慢性肠炎、腹痛、泄泻、便秘、胆囊炎、胆结石、急性肝炎、慢性肝炎、胰腺炎、腹膜炎、腹水、鼓胀。

4. 泌尿系统疾病

肾炎、浮肿、肾硬化、肾结核。

5. 代谢性疾病

贫血、甲状腺肥大、糖尿病、脚气病。

6. 运动系统疾病

关节炎、肩周炎、风湿病、腱鞘炎。

7. 神经系统疾病

脑出血、痴呆、半身不遂、语言障碍、脑缺血、癫痫、脊椎炎、震颤麻痹、神经症、神经衰弱、癔症、头痛、头重、肩痛、眩晕、失眠、口眼㖞斜、坐骨神经痛、打嗝、三叉神经痛。

8. 外科系统疾病

日射病、热射病、冻伤、结核性淋巴结炎、骨结核、痔疮、湿疹、红斑性肢痛。

9. 妇科疾病

带下病、子宫后屈、不孕症、性冷淡、寒冷感、更年期综合征、妊娠恶阻、胎位不正、乳汁不足。

10. 眼科疾病

结膜炎、沙眼、结膜干燥症、实质性角膜炎、鼻泪管闭塞、泪瘘、虹膜炎、白内障、慢性视神经炎、中心性视网膜炎、弱视、老花眼。

11. 耳鼻喉科疾病

急性鼻炎、慢性鼻炎、鼻窦炎、衄血（鼻出血）、无嗅觉、咽喉炎、牙痛、牙周炎。

二、曲池

为了平时的健康，除了上面提到的足三里穴外，一定别忘了灸曲池穴。灸曲池对高血压、中风和糖尿病的治疗效果非常好。高血压患者灸曲池后，血压往往能降低，甚至恢复正常，即使不能回到正常血压，也可以降低现代医学所说的胆固醇数值，清除血管里面的脂肪，自然可以预防中风。对于不容易治愈的糖尿病，认真持续做灸疗，也有治愈的例子。让人不能理解的是，很多人终生服药却不嫌时间长，而让他们持续施灸几年就觉得时间太长。希望更多的人可以接受这种既能预防疾病又能治疗疾病的灸疗法，早日摆脱疾病的痛苦。

如上所述，灸曲池对头痛、高血压、上肢关节炎、上肢神经痛、上肢神经麻痹、贫血、过敏性疾病、甲状腺疾病、眼病、皮肤病、发热、痛经、牙痛、心脏病、精神疾病、癫痫、代谢性疾病、呼吸系统疾病、半身不遂等有疗效，除此之外，对其他多种疾病也有疗效。

曲池的取穴方法：肘内侧有一横纹，叫肘横纹。手臂伸直，手背朝向，在手臂肌肉中间划一条竖线，与肘横纹交叉的点即是该穴。或屈肘成直角，在肘横纹外侧端与肱骨外上髁连线的中点处。

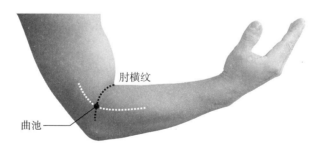

肘横纹

曲池

曲池的位置

三、中脘

常说"阳气要足"，意思是说精力要好，新陈代谢作用要强。主管新陈代谢作用的胃属于六腑，针灸学把对应五脏的六腑归属为阳，胃担任受盛食物和排出代谢产物的作用，与大肠、小肠、胆、三焦、膀胱形成六腑。因此，把受盛所有食物（新陈代谢）的胃部中间的中脘穴，定为无极保养灸的主要穴位。

中脘的取穴方法：由腹部正中线向上延伸至胸部，两侧肋骨会合形成一凹陷，此处与肚脐中央连线的中点即为中脘穴。

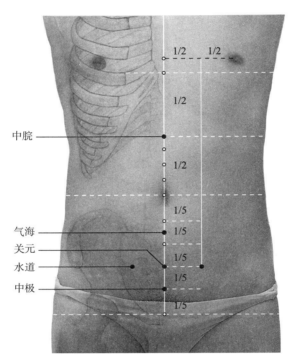

中脘、气海、关元、中极、水道的位置

灸中脘穴能见效的疾病列举如下：

1. 呼吸系统疾病

慢性支气管炎、咳嗽、支气管扩张症、肺结核、肋膜炎。

2. 循环系统疾病

心脏瓣膜症、心脏神经症、动脉硬化症、原发性高血压、原发性低血压。

3. 消化系统疾病

食道狭窄症、急性胃炎、慢性胃炎、胃无力症、胃下垂、胃痉挛、食欲不振、呕吐、胃酸过多症、胃酸缺乏症、胃溃疡、十二指肠溃疡、急性肠炎、慢性肠炎、泄泻、便秘、胃肠神经症、阑尾炎、胆囊炎、胆结石、急性肝炎、慢性肝炎、胰腺炎、腹膜炎、腹水、鼓胀。

4. 泌尿系统疾病

肾病、浮肿、肾硬化、肾结石、尿频、阳痿、遗精。

5. 代谢性疾病

贫血、甲状腺肥大、糖尿病、脚气病。

6. 运动系统疾病

关节炎。

7. 神经系统疾病

脑出血、半身不遂、脑缺血、癫痫、脊髓炎、神经症、神经衰弱、癔症、偏头痛、眩晕、横膈膜痉挛。

8. 外科系统疾病

结核性淋巴结炎、骨结核、脱肛。

9. 妇科疾病

子宫后屈、子宫下垂、子宫内膜炎、性冷淡、寒冷感、更年期综合征、妊娠恶阻、乳汁不足。

10. 儿科疾病

习惯性呕吐、消化不良、百日咳、哮喘。

11. 眼科疾病

麦粒肿、白内障、中心性视网膜炎、慢性视神经炎、弱视、眼睛疲劳。

四、气海

气海，顾名思义，是元气之海，亦是男性汇集精力之海，有时称为"丹田"，与关元的作用相同。

"元气之海"，指人体充满元气就能快速治愈疾病。如果元气枯竭或不足，灸气海会给全身提供营养，所以气海是治病的常用穴。自古以来把心病和肺病称为"膏肓"，是难治之病。肓的原穴是气海，膏的原穴是鸠尾，故使用气海等同于使用鸠尾，膏肓病就能治疗了。关元穴加上气海穴同时施灸，临床效果非常好。

气海、关元的取穴方法：将肚脐中央和耻骨上缘的连线分为 5 等份，肚脐下 1.5/5 点为气海，3/5 点为关元。我们把气海、关元定为男性无极保养灸的灸位。

气海的适应证为肠道疾病、慢性腹膜炎、肾脏疾病、膀胱疾病、神经衰弱、梦遗、阳痿、淋病、夜尿症、生殖系统疾病、不孕症、子宫肌瘤、腰痛、腿酸等，应用范围很广。急性阑尾炎疼痛严重的时候，一次持续灸20壮以上，疼痛会减弱，甚至消失。因患急性肠炎而泄泻严重时，在气海处施灸可以止泻，还能缓解肚脐以下的疼痛。所有疾病都一样，与其发病之后进行治疗，不如提前预防。

身体时常要养足元气（即增强抵抗力），才能预防疾病的发生，持续施灸效果良好。一谈到灸则觉得热而复杂，但只要是自己愿意做的事情，哪怕是比灸还要痛苦和难受的事情也可以接受，这就是人的心理。自古以来，喜欢登山的人就算装备再沉重、全身大汗淋漓，也会坚持登上去，那是因为登上山顶时感受到的愉悦心情，比起经历的痛苦不算什么。很多人打针和服药都能忍受，但不知为何却不能忍受施灸瞬间产生的疼痛。

施灸瞬间产生的疼痛可使人体更加健康，实际上这样的体验并不会很痛苦。但很多人根本就没有做过灸疗，却吓得不敢尝试。有些人觉得灸疗速度太慢，选用其他的治疗方法，但最后还是选回灸疗法。让患者如此彷徨归咎于经验不足的医生，为了防止这种事情的发生，不要等到发病了才想起治疗，而是要提前预防。希望所有的人都能自己施灸，这样可以预防疾病和保持健康，甚至可以摆脱病魔。

五、关元

灸关元可以使男性精力充沛、女性子宫健康。男性精力充沛才能对所有的事情保持热情，女性子宫健康才能更幸福。关元又称"丹田"，据说在这个穴位施灸可以影响足三阴，七八十岁的老人也能回春。重新补充逐渐熄灭的先天之精，即生命之根的精力，疾病便不能侵袭。这里所谓的"精力"，一般来说指阳气。

这个"精力"并不只用于男女两性方面。精力用于政治则会成为有名的政治家，用于学问则会成为学者，用于做生意则会成为有钱人，用于女色则会成为嫖客，因此，根据使用精力的领域不同而出现不同的结果，所以最好把自己的精力正确地使用。无论如何，为了健康而有活力地生活，精力一定要保持好。

金老80多年来一直坚持灸关元穴，年轻的时候没有太大的感觉，但随着年龄的增长，逐渐感觉到灸关元的重要性。金老通过临床实践发现，灸关元穴可以培养先天之元气，增强战胜疾病的能力。

关元是三丹田之一。眉宇间的印堂为上丹田；两个乳头之间的膻中为中丹田；肚脐下面的关元为下丹田，这是男性聚集精、女性养血的位置。这三处的丹田统称为"三丹田"。

关元在身体中属于阴，以肚脐为中心，聚集全部精气，供人体使用后再排泄出去，起到这样的代谢作用。所以，如果关元之气消弱，首先出问题的是精液代谢失常和大小便不利。

灸关元穴能见效的疾病列举如下：

1. 呼吸系统疾病

感冒、支气管炎、支气管哮喘、肺炎、肺结核、恶寒、胸痛。

2. 循环系统疾病

心内膜炎、心脏神经症、心悸、心源性哮喘、动脉硬化症、原发性高血压、原发性低血压。

3. 消化系统疾病

慢性胃炎、胃无力症、胃下垂、食欲不振、呕吐、胃酸过多症、胃酸缺乏症、胃溃疡、肠炎、下腹痛、泄泻、便秘、肠出血、胃肠神经症、慢性肝炎、腹膜炎、腹水、鼓胀。

4. 泌尿系统疾病

肾病、肾脏炎、浮肿、肾硬化、肾盂肾炎、肾结石、肾结核、尿血、膀胱炎、尿道炎、前列腺炎、尿频、尿不畅、尿闭、小腹肿胀。

5. 生殖系统疾病

阳痿、无法性交、梦遗、勃起减退、早泄、无精、勃起前射精。

6. 代谢性疾病

贫血、突眼性甲状腺肿、甲状腺肥大、糖尿病、脚气病。

7. 运动系统疾病

关节炎、风湿病。

8. 神经系统疾病

脑出血、脑缺血、脑充血、痴呆、脑卒中、癫痫、震颤麻痹、脊髓炎、癔症、精神神经症、神经衰弱、头痛、头重、眩晕、失眠、书痉、坐骨神经痛、腰痛。

9. 妇科疾病

月经稀发、月经过少、闭经、月经过多、崩漏、月经困难、带下、寒冷感、子宫后屈、子宫下垂、子宫内膜炎、子宫肌瘤、子宫附件炎、不孕症、性冷淡、更年期综合征、妊娠恶阻、妊娠浮肿、胎位异常、微弱阵痛、弛缓性子宫出血。

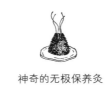

10. 儿科疾病

疝气、夜尿症。

11. 眼科疾病

除了视力问题之外，灸关元有助于其他眼科疾病的预防。

12. 耳鼻咽喉科疾病

中耳炎、听力低下、耳鸣、慢性鼻炎、咽喉炎、慢性扁桃体炎、牙周炎。

六、中极

无极保养灸的灸位中，男性选用气海和关元穴，而女性则用中极和水道穴代替。女性具有月经的生理特性。月经是液体，属于水，因此使用含"水"字的水道穴，中极是膀胱的募穴，有助于利尿作用，并且与子宫有密切的关系。

中极的位置正好处于身体的中点，"极"表示端，故称为"中极"。此穴下部与储藏水液的膀胱很近，故又称"玉泉"。此经穴的里面在女性为胞宫，在男性为精室，相当于人体最里面的部位，以房子来举例就是里屋，在最深处。此穴为足太阳膀胱经的腹募穴，具有补肾、养元气、清热除湿的功效。

中极、水道的取穴方法：将肚脐中央和耻骨上缘的连线分为 5 等份，肚脐下 4/5 点为中极。关元旁开 2 寸为水道。

灸中极穴治疗膀胱炎、肾脏炎、前列腺炎、阳痿、女性骨盆炎、痛经、带下、产后子宫神经痛、子宫肌瘤、不孕症等疾病效果良好。

七、水道

水道穴位于膀胱上部，具有调节体内水液的功效。"水道"的"道"指道路，此穴位下面经过与人体水液代谢关系密切的膀胱和小肠，因此这个穴位表示水的道路，故称为"水道"。

灸水道穴可以治疗排尿困难、浮肿、肾炎、膀胱炎、月经困难、子宫炎、不孕症、子宫肌瘤等疾病。对于女性患者，配伍中极穴效果良好。

八、肺俞

灸肺俞可以治疗感冒、支气管炎、哮喘、肺结核、肺炎、头痛、脖子扭伤、脑出血后遗症、鼻病、扁桃体炎、咽喉炎、麻疹、肩臂痛、肋间神经痛、肋膜炎、心悸、甲状腺炎、淋巴腺炎、精力不足、消化不良等病症，应用范围很广。

古书记载，人老之后这个穴位周边会发硬、发痒，感觉有凉风，是容易发生神经痛的部位，人们常用"痒痒挠"又挠又敲，所以说，年纪大了第一个表现出衰老的部位就是肺俞穴。实践证明，肺俞穴与膏肓穴配伍施灸可令人长寿，经常施灸能增进健康。

金老自己也灸了肺俞穴数十年，现今104岁高龄，还能经常听到比别人健康的赞扬，更加证实了肺俞是有效的长寿穴。灸肺俞对预防脓疱、疔疮、疥疮等效果也很好。穴位的定位随人体的体型不同而异，需要谨慎取穴。

肺俞、膏肓的取穴方法：头部向前稍倾，颈部有一突出的骨头，这是第七颈椎，其向下连着胸椎，用手指按压寻找第三胸椎和第四胸椎之间的凹陷处，此为身柱穴。肺俞在身柱穴的两侧，可在身柱穴与肩胛骨角连线的中点处取穴。膏肓在第四胸椎和第五胸椎之间凹陷处的两侧，肩胛骨角下取穴。

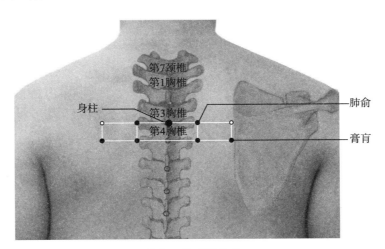

肺俞、膏肓的位置

九、膏肓

《千金方》提到"膏"的根本是心窝，"肓"的根本是肚脐下面的气海。但从字义上来看，"膏"指心脏部位，"肓"指心脏薄膜，是针和药作用不到的部位，故把肺、心脏、肋膜相关的疾病统称为"膏肓病"。

古人认为，病入膏肓是不治之症。《医学入门》提到膏肓主百病，灸百壮到千壮之后，再灸气海和足三里，自然可以强身健体。灸膏肓对肩及上肢神经痛、肩膀僵硬、背部肌肉痛、心脏病、神经衰弱、半身不遂、胃酸过多症、肋间神经痛有治疗效果，对梅毒也有疗效。需要注意的是，灸膏肓的时候，必须配合灸气海和足三里，若是性欲亢进者则不要乱用。

人类从出生开始就需要好好进食才能维持生命，进食之后需要好好消化，消化后需要好好吸收，给人体提供能量，之后把体内残渣顺利地排出体外，这才是顺畅的新陈代谢。从这个意义上看，人人都需要灸膏肓。尤其是俗称"排骨"的瘦人当中，有消化不良或吃得好但不长肉的人，对他们施灸膏肓几个月后，效果非常好。

由此看来，膏肓亦是长寿穴。灸膏肓穴之后，痛苦了数十年的患者经过短短几个月病情就有了明显的改善，膏肓对人体的有利程度是如此之大！

十、百会

百会是百脉汇集的意思，又称"五会"，意思为督脉、足太阳膀胱经、手少阳三焦经、足少阳胆经、足厥阴肝经五条经脉汇集的部位。自古以来百会是调整一身阳气的重要部位，称为"阳气的最高点"。

持续灸百会可以有效治疗脑出血、高血压等疾病。脑出血的时候，灸百会可以收到很好的效果（自古以来此法常作为救急疗法）。血压高时灸百会可使血压显著下降。另外，此法对耳鸣、眩晕、神经症、神经衰弱也有很好的治疗效果。对于失眠患者，睡觉前灸百会效果最佳。

再举一些灸百会能见效的例子：此法对健忘、胸闷、身心摇晃、身体无力等神经衰弱症的治疗效果良好。出现这种症状的患者，多数人按压百会穴会觉得痛，头部往回缩或无法忍受。灸百会还能治疗精神病、癫痫、头痛及其他脑病，慢性头痛者灸百会有特效。对于肥厚性鼻炎引起的鼻塞和鼻窦炎（可闻到腐臭味），灸百会也有见效的例子。此法对脱肛或痔疮也有治疗效果，脱肛不能保证一定有效，不过有时效果也很显著。

百会对中枢神经有很好的镇静作用，是个应用无限的穴位，所以建议费脑力的人或者学生多灸百会穴，可以让精神集中。灸百会还能防治晕车、脱发、头屑多、白发，效果都不错。

百会的取穴方法：从两侧耳尖向头部画虚拟线，从鼻尖向头顶画人体的中阳线，两条线的十字交叉点即为百会穴，此部位摸上去觉得有点软且往下凹。或者这样取穴：将前发际正中和后发际正中的连线分为 12 份，相当于前 5/12 部位处。

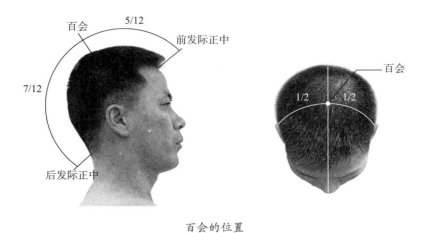

百会的位置

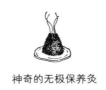

灸的适应证

所有医疗的目的是帮助人体战胜病魔，即提高自然治愈能力。灸疗的目的也是提高人体的自然治愈能力。

灸从理论上来说几乎适用于所有疾病，但实际上并不能说所有疾病都能得到同样的效果。灸治疗功能性疾病效果较好，但有器质性变化的疾病很难治疗。就算是同样的疾病，每个人的治疗效果差异也很大，疾病的轻重不同是造成这种差异的原因之一，但更为重要的是，患者本身具有的自然治愈能力的强弱不同也是重要原因。前面也提到，灸的主要目的是把弱的自然治愈能力提高。

本书所记录的灸的适应证，是金老 80 多年来在临床上经过验证有效的病症。

神经症

神经症是因心理、情感功能障碍引起的精神和身体的反应。即使现代医学已经查明发病原因，如激素分泌异常等，但制订有效的治疗方案也不是一件容易的事情。

现代医学治疗神经症患者的方法与精神疾病类似，多使用药物治疗，但药物治疗有明显的副作用，且易产生耐药性。

灸疗可以更好地解决这样的问题，坚持认真施灸 3 个月，病情就会有好转，很多患者在病因尚未查明前就已经治愈了。

代谢及营养障碍性疾病

一、贫血

科学实验已经证明,持续施灸之后,血液中的红细胞或血红蛋白的数量增加,这肯定可以成为治疗贫血的方法。施灸之后气色明显变好也可以很好地说明这一点。

二、糖尿病

糖尿病被称为文明病,每年患者的数量不断增加,发病率高,此病容易伴发脑卒中、白内障等并发症。糖尿病的病因是胰岛素作用不足而致代谢异常,与遗传因素有关,经过适当的治疗能够改善症状,但想要治愈则比较困难,所以糖尿病的治疗目的是尽可能将血糖保持在正常范围内。为此我们应该把饮食疗法、运动疗法、药物疗法综合使用,其中饮食疗法最为重要。

糖尿病适合用艾灸治疗,轻症持续灸 1~2 个月,重症连续灸 6~12 个月,可将血糖恢复到正常范围,跟正常人没有区别,可以进行社会活动,同时还能预防并发症的发生。也有持续灸 5 年以上而治愈的案例。

三、脚气病

脚气病虽然不是什么大病,但在日本曾经一年内有 3 万人死于该病。自从查明病因是维生素 B_1 缺乏之后,人们研发出了吸收作用良好的维生素 B_1 衍生物,并作为综合营养剂的形态普及,便几乎找不到患有此病的患者了。灸疗对这种疾病表现出了显著的治疗效果。

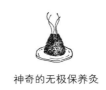

呼吸系统疾病

一、感冒

有人说感冒是百病的根源，因为它可诱发中耳炎、肺炎等并发症，造成二次感染，还能诱发哮喘发作。也有人认为，感冒根本算不上病，但实际上到医院就诊的人当中，感冒的患者非常多。感冒的治疗可以期待抗生素带来的快速性，但会产生耐性菌，这是非常严重的问题。感冒的预防可以持续灸足三里、曲池、中脘，效果非常好。由于中脘是手太阴肺经的起始点，所以对肺弱而致的感冒非常有效。持续施灸的人都知道，每天施灸不容易患感冒，即使患了感冒，症状也会比较轻微，并且能够在短时间内恢复健康。有人认为施灸一段时间后应该休息几天，但根据金老的临床经验，每天施灸效果最佳。灸是可以持续操作的治疗方法，所以不用担心有习惯性或者上瘾的情况发生。

二、支气管哮喘

灸对支气管性、心脏性、过敏性或非过敏性哮喘有疗效，但因为疾病的性质比较顽固，治疗效果很难快速显现。灸疗可以改善体质和提高免疫力，与新的医学方法一起使用，对克服这种疾病有很大的帮助。

三、结核性疾病

在韩国成立前后，结核性疾病成为死亡的第一位原因。随着抗生素的研发和生活水平的提高，患结核病的人减少了很多。但目前老弱等身体虚弱的人很容易感染此病，不能轻视。通过对感染结核菌的豚鼠施灸，证明了灸对结核病有疗效，因此临床上对结核感染初期的患者施灸，可收到良好的效果。

灸对肺结核有害的说法是谬论。肺结核患者需要长期疗养，需要施灸 1 年以上，每天记录体重、体温，调整灸量。关于灸量，金老已经提过多次，不是灸量越大就越好，而是适量长时间维持，这才是提高效果的方法，动物实验也已经证实了这一点。

所有的结核患者以安定的心态和营养疗法为原则，需要重视疗养，不能着急，当然，灸疗的同时服用抗生素则效果更好。

循环系统疾病

灸对缓解心脏神经症和原发性高血压的症状相当有效，还能减轻心脏瓣膜症、心绞痛、心源性哮喘患者的痛苦，减少发病。

一、高血压

高血压患者首先要到医院确诊，明确自己属于原发性高血压还是继发性高血压。继发性高血压患者找到致病原因后，可以通过外科治疗而治愈。原发性高血压患者坚持施灸，可以有效降低血压。

如今虽然医学界已经研发出了将血压降至正常范围的药物，但依赖药物强行降压只是对症治疗，需要终生服药，而平时的生活习惯和饮食疗法也非常重要。

二、中风

中风是成人疾病中最可怕的疾病之一，弄不好会成为植物人或者生活完全不能自理，连累家人不说，维持不了几年就会死亡。因此，中风的预防比治疗更为重要，轻症患者坚持施灸 2 年或 3 ~ 5 年往往能够痊愈，并且不易复发，继续施灸不仅不易患感冒，也不易感到疲劳。金老确信，无论什么疾病，只要坚持施灸都能预防。

消化系统疾病

动物实验证明，灸对肠管的运动具有强化和弱化的双向作用，这说明灸对人体的肠胃功能具有双向调节作用，即对紧张性肠胃疾病或无力性肠胃疾病都有疗效，可以治疗胃痉挛、胃无力症、胃及十二指肠溃疡、胃黏膜炎、泄泻、便秘、食欲不振等病症。

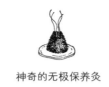

泌尿系统疾病

持续施灸对慢性肾炎有效，可使排尿情况转好，浮肿消失，并且对蛋白尿、肾盂肾炎、膀胱炎、尿道炎、睾丸炎、膀胱结核等病症有效。

一、膀胱炎

膀胱炎的发病原因有很多，但多数为细菌性炎症，病菌多是革兰阴性菌，分为急性和慢性两种。

59 岁的慢性膀胱炎患者，女性，患病 30 年，经各大医院治疗无效，也尝试过民间疗法，但几乎没有效果，过着不幸的生活。根据尿培养试验结果，诊断为大肠杆菌膀胱黏膜炎。

治疗方法是每天灸腰部，并进行观察。第 6 周出现了显著的效果，患者的心情也越来越好，同时也为 30 年的抗病过程中从未想到过灸疗而感到遗憾。

二、膀胱结核

25 岁的膀胱结核患者，男性，决定住院 3 个月，尝试接受灸疗。尿检结果示血尿富含结核菌。从尿中提取结核菌后注射到豚鼠的大腿皮下组织，确定是结核感染，开始着手施灸。

施灸仅 1 个月，肉眼能够看出血尿减少了，而且尿痛也消失了，身体状态也有所改善，血红蛋白超过了 100%。

三、尿床

常说的"尿床"，即夜尿症，有器质性夜尿症和功能性夜尿症两类，功能性夜尿症占 90% 以上。夜尿症的发病原因尚未充分查明，但问题肯定出在连接上位中枢和下位中枢的经络上，因此最好的方法是找出原因并进行相应的锻炼，药物治疗作为辅助疗法，灸疗和锻炼疗法并用非常有效。由于症状轻重不同，故治疗效果也有所不同，有些轻症施灸几次就能治愈，重症患者要坚持施灸才能治愈。

运动系统疾病

关节风湿病和神经痛是大家比较熟悉的灸的适应证。灸疗对"五十肩"、肋间神经痛、臂神经痛、腰痛、坐骨神经痛有很好的疗效，还能加快脑卒中后半身不遂的恢复。

一、关节炎

关节炎的病因目前尚未查明，仍没有根治的办法，几种常用的疗法也处于摸索状态，药物疗法长时间使用有副作用。而根据金老的经验，长期做灸疗有一定的治疗效果。

二、多发性神经炎

多发性神经炎是一种症候群，多以遗传变性、感染、血管障碍、中毒、代谢异常、过敏、免疫异常为病因，但临床上也有病因不明的病例。

金老见过的此类患者中，多数患者是慢性的，承受了数十年的痛苦。对于这种难治性疾病，最有效的方法是长时间灸疗和药物治疗相结合。

三、肩臂痛

肩臂痛是一种症状，指肩部疼痛且不能抬起，但肩部外在没有任何异常。因外伤所致者，长时间后复发则会剧痛；因内伤所致者，则会出现持续性隐痛。在日本，因为这种疾病频发于 50 ~ 60 岁的人群，故称为"五十肩"。该病最初的发病部位是筋腱鞘部、肩旋转袖、黏液囊等处。疼痛严重时需要静养治疗，慎用按摩和运动疗法。灸疗可以有效缓解这种症状，确定灸位之后要坚持施灸，轻症几天就能治愈，陈旧性疾病或者严重者，需要施灸 5 个月或 1 年以上才能见效。有些患者不了解这种慢性疗法，只觉得会有痛苦，于是采用其他疗法，结果因为意外的副作用而承受更大的痛苦。

四、腰痛

腰痛多因以腰椎为中心的肌肉或韧带拉伤所致，需对症治疗。疼痛严重的急性期需要住院静养，在医生的管理下，通过药物治疗、注射治疗、物理治疗等方法缓解疼

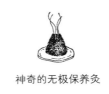

痛，但很多时候反复发作而转为慢性，从此患者更加痛苦，甚至转变为坐骨神经痛，导致腿部疼痛。所以，腰痛的时候需要施灸以进行根治，否则有可能合并为难治的腰椎间盘突出症。

一般慢性腰痛需要灸 6 个月至 1 年，金老根据临床经验认为，治疗这类疾病没有比灸疗更好的方法了。对于急性扭伤引起的腰痛，可以选择针刺治疗，有时治疗 1～2 次就能见效，但是对于慢性腰痛和反复发作者，金老建议坚持做灸疗效果更佳。顺便说一下，临床上有时能碰到永远不能治愈而只能靠镇痛剂度日的患者，这些患者大部分是做了两三次大手术之后出现了问题。金老认为，手术可以当作最后的治疗手段，正确的治疗方法是首先尝试针灸治疗，实在不能见效再选择手术治疗。

外科疾病

跌打损伤、关节扭伤、冻伤、结核性淋巴结炎、骨结核、骨髓骨膜炎、脱肛、鸡眼、斑秃等疾病，手术之前做灸疗可以促进术后恢复。

妇科疾病

对于子宫内膜炎、白带、卵巢炎、卵巢囊肿、非出血性子宫肌瘤等疾病，灸疗的效果很好。

眼科疾病

对于结膜炎、沙眼、虹膜炎、眼底出血、角膜炎等疾病，灸疗效果显著，能在短时间内治愈。根据金老的经验，手术或药物治疗与灸疗并用，效果更为明显。

耳鼻咽喉科疾病

感冒可以引起中耳炎、鼻窦炎、咽喉炎等疾病，身体稍微虚弱或过度劳累就会出现发热、鼻塞、扁桃体肿大、耳朵流脓水等不适，这类人经常感冒不断。

这里有一则案例想告诉大家，有一患者做了两次中耳炎手术，持续施灸后，不仅痊愈了，而且几年来也没有复发。根据金老的经验，手术前后进行施灸，后遗症会消失，可以促进术后恢复。

牙科疾病

长期做灸疗可以维持血液的碱性，预防和治疗蛀牙、牙周炎等牙科疾病。

恶性肿瘤

恶性肿瘤是环境因素、癌原生物质、遗传因子等诸多原因长时间综合作用的结果，灸能够干预癌原生物质的代谢，刺激身体内的抵抗因子强化抵抗力。目前的抗癌剂在阻止癌细胞生长的同时抑制了人体的免疫功能，而灸疗能够维持和强化人体的免疫功能，同时可以提高防病能力。灸疗与药物治疗或外科治疗同时进行，则不会减退免疫力。灸虽然不能根治所有的难治病，但可以有效缓解症状和减少患者的痛苦。

疑难杂症

病例：吴某，女，中学一年级，12 岁，江原道春川市人。

病名：不明原因的各种血球再生不能。

毫无血色的孩子的母亲通过某大学教授朋友找到了金老。现代医学用尖端仪器进

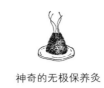

行检查也解释不清，但从针灸学的角度看，该病的发生是有原因的，并且灸有让血球再生的可能性，孩子的母亲在孩子尚未治愈之前先行道谢。之后进行施灸，孩子的气血日渐旺盛，再去给她下诊断的医院做血球检查，发现已恢复到正常数值。

这个案例说明一些疑难杂症通过灸疗也是可以治愈的。

保　健

现代医学的发展方向正从治疗医学走向保健预防医学。饮食、运动、休息是增进健康的最平凡和最应该做的事情，但实际上不太容易做到。

只要不是病人，用餐时就应该不挑食，达到饮食均衡。有人认为，使用维生素制剂可以达到营养的均衡，但金老并不这么认为。即使通过饮食和服药达到了营养均衡，但由于体型、年龄、健康状态等不同，个体的吸收能力也有差异，吸收率不可能达到100%。

通过用餐，食物转变为营养和热量而用于运动，运动再次提高人们对食物的需求，刺激功能活动的同时，起到供应 - 营养 - 使用的循环过程。

通常脑力劳动者运动量不够，尤其是平时精神负担重或者生活不规律的人，必须通过休息、运动来提高体力。运动不仅限于体育运动，还包括在野外散步、做些流汗的家务活等，我们需要在日常生活中找一些简单而又能持续做到的运动方法来活动身体，以释放精神压力。

还有一种情况是，有的人保持了用餐的均衡和适量的运动，但对于增进健康却毫无效果。金老认为，这是因为这些人原本功能活动就低弱，再加上这么多的负担，进而引起恶性循环。其原因大概包括不能让人充分休息的生活节奏、各种公害、恶化的卫生环境（包括精神卫生）、其他外界诱因等。

人们平素不太关心健康，只有患病了才会想到去医院。如同对于已经入侵的敌人采取消极的抵抗措施，时间长了肯定会受到很大的打击。虽然对于肉眼看不见的敌人不能先发制人，但需要力图积极加强各组织的功能和改善体质。灸疗是一种非常重要的方法，别说是预防疾病了，长期施灸还可以增进健康。

持续施灸不仅给低下的各种功能赋予生气，平稳身体节律，还能打造均衡的身体，这就是积极地维持健康的秘诀。因此，金老想把这么好的灸疗法普及给所有的人，希望所有的人每天都能快乐施灸，健康长寿并幸福地生活！

常用经穴的取穴方法

头面部穴位

头维（归经：足阳明胃经）

头正中线旁 4.5 寸，当额角发际上 0.5 寸。即前发际外角靠后一点的部位。

听宫（归经：手太阳小肠经）

耳屏前，下颌骨髁状突的后方，向前稍微张口时呈现的凹陷处。

曲差（归经：足太阳膀胱经）

在头部，当发际正中直上 0.5 寸，旁开 1.5 寸，即神庭与头维连线的内 1/3 与中 1/3 的交点处。

攒竹（归经：足太阳膀胱经）

眉头凹陷中，眶上切迹处。

五处（归经：足太阳膀胱经）

曲差穴旁边，前发际正中直上 1 寸，旁开 1.5 寸。

天柱（归经：足太阳膀胱经）

哑门穴旁边，大筋（斜方肌）外缘之后发际凹陷中，约当后发际正中旁开 1.3 寸。

翳风（归经：手少阳三焦经）

在耳垂后方，当乳突与下颌角之间的凹陷处。

角孙（归经：手少阳三焦经）

在头部，折耳郭向前，当耳尖直上入发际处。

耳门（归经：手少阳三焦经）

听宫穴上部，当耳屏上切迹的前方，张口时下颌骨髁突后缘的凹陷处。

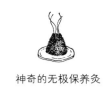

神奇的无极保养灸

和髎（归经：手少阳三焦经）

头侧部，当鬓发后缘，平耳郭根之前方，颞浅动脉的后缘。

听会（归经：足少阳胆经）

当耳屏间切迹的前方，下颌骨髁突的后缘，张口有凹陷处。

悬颅（归经：足少阳胆经）

在颌厌下方，当头维与曲鬓弧形连线的中点处。

曲鬓（归经：足少阳胆经）

当耳前鬓角发际后缘的垂线与耳尖水平线的交点处。

完骨（归经：足少阳胆经）

在头部，当耳后乳突的后下方凹陷处。

头临泣（归经：足少阳胆经）

在头部，当瞳孔直上入前发际 0.5 寸，神庭与头维连线的中点处。

目窗（归经：足少阳胆经）

当前发际上 1.5 寸，头正中线旁开 2.25 寸，头临泣后 1 寸。

正营（归经：足少阳胆经）

当前发际上 2.5 寸，头正中线旁开 2.25 寸，目窗上约 1.5 寸处。

风池（归经：足少阳胆经）

在项部，当枕骨之下，与风府相平，胸锁乳突肌与斜方肌上端之间的凹陷处。

胸腹部穴位

中府（归经：手太阴肺经）

在胸前壁的外上方，云门下 1 寸，平第 1 肋间隙，距前正中线 6 寸。

不容（归经：足阳明胃经）

脐上 6 寸，距前正中线 2 寸。

梁门（归经：足阳明胃经）

脐中上 4 寸，距前正中线 2 寸。

滑肉门（归经：足阳明胃经）

脐中上 1 寸，距前正中线 2 寸。

天枢（归经：足阳明胃经）

距脐中 2 寸。

大巨（归经：足阳明胃经）

脐中下 2 寸，距前正中线 2 寸。

水道（归经：足阳明胃经）

脐中下 3 寸，距前正中线 2 寸。

腹结（归经：足太阴脾经）

大横下 1.3 寸，距前正中线 4 寸。

大横（归经：足太阴脾经）

距脐中 4 寸。

肓俞（归经：足少阴肾经）

脐中旁开 0.5 寸。

渊腋（归经：足少阳胆经）

举臂，当腋中线上，腋下 3 寸，第 4 肋间隙中。

带脉（归经：足少阳胆经）

章门下 1.8 寸，当第 11 肋骨游离端下方垂线与脐水平线的交点处。

期门（归经：足厥阴肝经）

乳头直下，第 6 肋间隙，前正中线旁开 4 寸。

会阴（归经：任脉）

在会阴部，男性当阴囊根部与肛门连线的中点处，女性当大阴唇后联合与肛门连线的中点处。

曲骨（归经：任脉）

在前正中线上，耻骨联合上缘的中点处。

中极（归经：任脉）

前正中线上，当脐中下 4 寸。

关元（归经：任脉）

前正中线上，当脐中下 3 寸。

气海（归经：任脉）

前正中线上，当脐中下 1.5 寸。

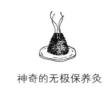

阴交（归经：任脉）

前正中线上，当脐中下 1 寸。

水分（归经：任脉）

前正中线上，当脐中上 1 寸。

下脘（归经：任脉）

前正中线上，当脐中上 2 寸。

中脘（归经：任脉）

前正中线上，当脐中上 4 寸。

巨阙（归经：任脉）

前正中线上，当脐中上 6 寸。

鸠尾（归经：任脉）

前正中线上，当胸剑结合部下 1 寸。

膻中（归经：任脉）

平卧位，当前正中线上，平第 4 肋间，两乳头连线的中点处。

天突（归经：任脉）

前正中线上，胸骨上窝中央。

廉泉（归经：任脉）

前正中线上，喉结上方，舌骨上缘凹陷处。

上肢部穴位

尺泽（归经：手太阴肺经）

肘横纹中，肱二头肌腱桡侧凹陷处。

少商（归经：手太阴肺经）

在拇指末节桡侧，距指甲角 0.1 寸。

孔最（归经：手太阴肺经）

在前臂掌面桡侧，当尺泽与太渊连线上，腕横纹上 7 寸。临床应用时多取压痛点或者局部有硬结的部位。

列缺（归经：手太阴肺经）

在前臂桡侧缘，桡骨茎突上方，腕横纹上 1.5 寸，当肱桡肌与拇长展肌腱之间。

经渠（归经：手太阴肺经）

在前臂掌面桡侧，桡骨茎突与桡动脉之间的凹陷处，腕横纹上 1 寸。

太渊（归经：手太阴肺经）

在腕掌侧横纹桡侧，桡动脉搏动处。

大骨空（归经：经外奇穴）

在拇指背侧指间关节的中点处。

二间（归经：手阳明大肠经）

在食指本节（第二掌指关节）前，桡侧凹陷处。

合谷（归经：手阳明大肠经）

在手背，第一、二掌骨间，第二掌骨桡侧的中点处。

阳溪（归经：手阳明大肠经）

在腕背横纹桡侧，手拇指向上翘起时，当拇短伸肌腱与拇长伸肌腱之间的凹陷处。

曲池（归经：手阳明大肠经）

屈肘时，当尺泽和肱骨外上髁连线的中点处。

手五里（归经：手阳明大肠经）

当曲池与肩髃的连线上，曲池上 3 寸处。

肩髃（归经：手阳明大肠经）

臂外展或向前平伸时，当肩峰前下方的凹陷处。

前肩髃（归经：经外奇穴）

肩髃向前 2～3 厘米，肩胛骨尾部的凹陷处，按之疼痛。

神门（归经：手少阴心经）

腕掌侧横纹尺侧端，尺侧腕屈肌腱的桡侧凹陷处。

少海（归经：手少阴心经）

屈肘，肘横纹内侧端与肱骨内上髁连线的中点处。

后溪（归经：手太阳小肠经）

微握拳，当小指本节（第五掌指关节）后的远侧掌横纹头赤白肉际处。

养老（归经：手太阳小肠经）

在前臂背面尺侧，当尺骨小头近端桡侧凹陷中。

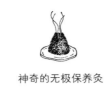

支正（归经：手太阳小肠经）

在前臂背面尺侧，当阳谷与小海的连线上，腕背横纹上 5 寸。

小海（归经：手太阳小肠经）

在肘内侧，当尺骨鹰嘴与肱骨内上髁之间的凹陷处。

郄门（归经：手厥阴心包经）

在前臂掌侧，当曲泽与大陵的连线上，腕横纹上 5 寸，掌长肌腱与桡侧腕屈肌腱之间。

内关（归经：手厥阴心包经）

在前臂掌侧，当曲泽与大陵的连线上，腕横纹上 2 寸，掌长肌腱与桡侧腕屈肌腱之间。

大陵（归经：手厥阴心包经）

在腕横纹的中点处，当掌长肌腱与桡侧腕屈肌腱之间。

劳宫（归经：手厥阴心包经）

在手掌心，当第二、三掌骨之间，偏于第三掌骨，握拳屈指时中指尖处。

臑会（归经：手少阳三焦经）

在臂外侧，当肘尖与肩髎的连线上，肩髎下 3 寸，三角肌的后下缘。

四渎（归经：手少阳三焦经）

在前臂背侧，当阳池与肘尖的连线上，肘尖下 5 寸，尺骨与桡骨之间。

外关（归经：手少阳三焦经）

在前臂背侧，当阳池与肘尖的连线上，腕背横纹上 2 寸，尺骨与桡骨之间。

阳池（归经：手少阳三焦经）

在腕背横纹中，当指伸肌腱的尺侧缘凹陷处。

肩井（归经：足少阳胆经）

在肩上，前直乳中，当大椎与肩峰端连线的中点上。

下肢部穴位

伏兔（归经：足阳明胃经）

在大腿前面，当髂前上棘与髌底外侧端的连线上，髌底上 6 寸。此处肌肉隆起，如同弯背趴着的兔子，故名"伏兔"。

阴市（归经：足阳明胃经）

在大腿前面，当髂前上棘与髌底外侧端的连线上，髌底上 3 寸。

梁丘（归经：足阳明胃经）

屈膝，在大腿前面，当髂前上棘与髌底外侧端的连线上，髌底上 2 寸。

膝眼（归经：经外奇穴）

屈膝，在髌韧带两侧凹陷处，在内侧的称内膝眼，在外侧的称外膝眼。外膝眼又称犊鼻（足阳明胃经）。

犊鼻（归经：足阳明胃经）

取穴方法同外膝眼。因像牛犊的鼻子，故称"犊鼻"。

足三里（归经：足阳明胃经）

在小腿前外侧，当犊鼻下 3 寸，距胫骨前缘一横指（中指）。按压足三里穴，可有压痛或酸胀感循着胃经传到脚尖。

上巨虚（归经：足阳明胃经）

在小腿前外侧，当犊鼻下 6 寸，距胫骨前缘一横指（中指）。

解溪（归经：足阳明胃经）

在足背与小腿交界处的横纹中央凹陷处，当拇长伸肌腱与趾长伸肌腱之间。

内庭（归经：足阳明胃经）

在足背，当第二、三趾间，趾蹼缘后方赤白肉际处。

隐白（归经：足太阴脾经）

在足大趾末节内侧，距趾甲角 0.1 寸。

三阴交（归经：足太阴脾经）

在小腿内侧，当足内踝尖上 3 寸，胫骨内侧缘后方。

三阴交下 1 寸（归经：经外奇穴）

即三阴交下 1 寸处。

地机（归经：足太阴脾经）

在小腿内侧，当内踝尖与阴陵泉的连线上，阴陵泉下 3 寸。

血海（归经：足太阴脾经）

屈膝，在大腿内侧，髌底内侧端上 2 寸，当股四头肌内侧头的隆起处。

箕门（归经：足太阴脾经）

在大腿内侧，当血海与冲门的连线上，血海上 6 寸。

冲门（归经：足太阴脾经）

在腹股沟外侧，距耻骨联合上缘中点 3.5 寸，当髂外动脉搏动处的外侧。

殷门（归经：足太阳膀胱经）

在大腿后面，当承扶与委中的连线上，承扶下 6 寸。

承筋（归经：足太阳膀胱经）

在小腿后面，当委中与承山的连线上，腓肠肌肌腹中央，委中下 5 寸。

承山（归经：足太阳膀胱经）

在小腿后面正中，委中与昆仑之间，当伸直小腿或足跟上提时，腓肠肌肌腹下出现尖角凹陷处。

申脉（归经：足太阳膀胱经）

在足外侧部，外踝直下方凹陷中。

昆仑（归经：足太阳膀胱经）

在足部外踝后方，当外踝尖与跟腱之间的凹陷处。

京骨（归经：足太阳膀胱经）

在足外侧，第五跖骨粗隆下方，赤白肉际处。

至阴（归经：足太阳膀胱经）

在足小趾末节外侧，距趾甲角 0.1 寸。

涌泉（归经：足少阴肾经）

在足底部，卷足时足前部凹陷处，约当足底二、三趾趾缝纹头端与足跟连线的前 1/3 与后 2/3 的交点上。

然谷（归经：足少阴肾经）

在足内侧缘，足舟骨粗隆下方，赤白肉际处。

太溪（归经：足少阴肾经）

在足内侧，内踝后方，当内踝尖与跟腱之间的凹陷处。

照海（归经：足少阴肾经）

在足内侧，内踝尖下方凹陷处。

复溜（归经：足少阴肾经）

在小腿内侧，太溪直上 2 寸，跟腱的前方。

筑宾（归经：足少阴肾经）

在小腿内侧，当太溪与阴谷的连线上，太溪上 5 寸，腓肠肌肌腹的下方。

风市（归经：足少阳胆经）

在大腿外侧部的中线上，当腘横纹上 7 寸。或直立垂手时，中指尖处。

环跳（归经：足少阳胆经）

在股外侧部，侧卧屈股，当股骨大转子最凸点与骶管裂孔连线的外 1/3 与中 1/3 的交点处。拇指按压此处，疼痛感沿着大腿外侧直到脚尖。

阳陵泉（归经：足少阳胆经）

膝关节外侧有一个小圆骨凸起，叫腓骨头。腓骨头前下方的凹陷处即是该穴。

悬钟（归经：足少阳胆经）

在小腿外侧，当外踝尖上 3 寸，腓骨前缘。按压此处可触及骨连接部位，故又称"绝骨"。

丘墟（归经：足少阳胆经）

在足外踝的前下方，当趾长伸肌腱的外侧凹陷处。

侠溪（归经：足少阳胆经）

在足背外侧，当第四、五趾间，趾蹼缘后方赤白肉际处。

足窍阴（归经：足少阳胆经）

在足第四趾末节外侧，距趾甲角 0.1 寸。

大敦（归经：足厥阴肝经）

在足踇趾末节外侧，距趾甲角 0.1 寸。

太冲（归经：足厥阴肝经）

在足背侧，当第一跖骨间隙的后方凹陷处。

中封（归经：足厥阴肝经）

在足背侧，当足内踝前，商丘与解溪的连线之间，胫骨前肌腱的内侧凹陷处。

曲泉（归经：足厥阴肝经）

在膝内侧，屈膝，当膝关节内侧面横纹内侧端，股骨内侧髁的后缘，半腱肌、半膜肌止端的前缘凹陷处。

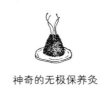

背部穴位

天宗（归经：手太阳小肠经）

在肩胛部，当冈下窝中央凹陷处，与第 4 胸椎相平。

肩外俞（归经：手太阳小肠经）

在背部，当第 1 胸椎棘突下，旁开 3 寸。

肩中俞（归经：手太阳小肠经）

在背部，当第 7 颈椎棘突下，旁开 2 寸。

风门（归经：足太阳膀胱经）

在背部，当第 2 胸椎棘突下，旁开 1.5 寸。

肺俞（归经：足太阳膀胱经）

在背部，当第 3 胸椎棘突下，旁开 1.5 寸。

厥阴俞（归经：足太阳膀胱经）

在背部，当第 4 胸椎棘突下，旁开 1.5 寸。

心俞（归经：足太阳膀胱经）

在背部，当第 5 胸椎棘突下，旁开 1.5 寸。

膈俞（归经：足太阳膀胱经）

在背部，当第 7 胸椎棘突下，旁开 1.5 寸。

肝俞（归经：足太阳膀胱经）

在背部，当第 9 胸椎棘突下，旁开 1.5 寸。

胆俞（归经：足太阳膀胱经）

在背部，当第 10 胸椎棘突下，旁开 1.5 寸。

脾俞（归经：足太阳膀胱经）

在背部，当第 11 胸椎棘突下，旁开 1.5 寸。

胃俞（归经：足太阳膀胱经）

在背部，当第 12 胸椎棘突下，旁开 1.5 寸。

三焦俞（归经：足太阳膀胱经）

在腰部，当第 1 腰椎棘突下，旁开 1.5 寸。

肾俞（归经：足太阳膀胱经）

在腰部，当第 2 腰椎棘突下，旁开 1.5 寸。

大肠俞（归经：足太阳膀胱经）

在腰部，当第 4 腰椎棘突下，旁开 1.5 寸。

小肠俞（归经：足太阳膀胱经）

在骶部，当骶正中嵴旁 1.5 寸，平第 1 骶后孔。

膀胱俞（归经：足太阳膀胱经）

在骶部，当骶正中嵴旁 1.5 寸，平第 2 骶后孔。

上髎（归经：足太阳膀胱经）

在骶部，当髂后上棘与后正中线之间，适对第 1 骶后孔处。

次髎（归经：足太阳膀胱经）

在骶部，当髂后上棘内下方，适对第 2 骶后孔处。

中髎（归经：足太阳膀胱经）

在骶部，当次髎下内方，适对第 3 骶后孔处。

膏肓（归经：足太阳膀胱经）

在背部，当第 4 胸椎棘突下，旁开 3 寸。

胃仓（归经：足太阳膀胱经）

在背部，当第 12 胸椎棘突下，旁开 3 寸。

胞肓（归经：足太阳膀胱经）

在臀部，平第 2 骶后孔，骶正中嵴旁开 3 寸。按压此穴可产生压痛，多扩散到下肢后外侧。

志室（归经：足太阳膀胱经）

在腰部，当第 2 腰椎棘突下，旁开 3 寸。

腰俞（归经：督脉）

在骶部，当后正中线上，适对骶管裂孔。

腰阳关（归经：督脉）

在腰部，当后正中线上，第 4 腰椎棘突下凹陷中。

命门（归经：督脉）

在腰部，当后正中线上，第 2 腰椎棘突下凹陷中。

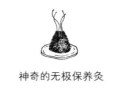

筋缩（归经：督脉）

在背部，当后正中线上，第 9 胸椎棘突下凹陷中。

至阳（归经：督脉）

在背部，当后正中线上，第 7 胸椎棘突下凹陷中。

灵台（归经：督脉）

在背部，当后正中线上，第 6 胸椎棘突下凹陷中。

神道（归经：督脉）

在背部，当后正中线上，第 5 胸椎棘突下凹陷中。

身柱（归经：督脉）

在背部，当后正中线上，第 3 胸椎棘突下凹陷中。

大椎（归经：督脉）

在后正中线上，第 7 颈椎棘突下凹陷中。

夹脊穴（归经：经外奇穴）

在背腰部，当第 1 胸椎至第 5 腰椎棘突下两侧，后正中线旁开 0.5 寸，一侧 17 个穴位，共 34 个穴位。这是中国名医华佗习惯用的特效穴位，记载于《后汉书》华佗传，故又称"华佗夹脊穴"。

附：脊柱正中线穴位的主治病症

脊柱正中线正是督脉经过之处，督脉是主阳脉的重要经络，督脉上的所有经穴都可以进行施灸。现将特别重要的穴位和主治病症列举如下：

长强

灸长强可以治疗痔疮、肛瘘、脱肛、腰痛、头痛、精神病发作、癫痫等疾病。

腰俞

灸腰俞可以治疗腰痛、腰部强直、腰部寒冷、夜尿症、痔疮、膀胱麻痹等病症。它是治疗下肢发热、女性生殖系统疾病的特效穴位，施灸效果良好。

腰阳关

灸腰阳关可以治疗下肢神经痛、风湿病、关节炎、膝盖疼痛、下肢麻痹、脊椎麻痹、寒冷感、尿床、膀胱炎、前列腺炎、淋病、尿频、膀胱麻痹、椎间盘突出等疾病。阳关是阳气的关口，阳气虚弱的时候灸腰阳关效果非常好。

命门

命门，如同字义，生命之门，是具有重大使命的穴位，是急救特效穴。金老多次用这个穴位救活了快到鬼门关的儿童。灸命门可以治疗严重头痛、急性腹部疼痛、肠扭转、肠出血、严重呕吐、肾炎、肾盂肾炎、尿床、腰痛、腰椎骨疽、下肢麻痹、膀胱炎、淋病、妇科病、儿科疾病，对于强壮身体有特效。

悬枢

灸悬枢可以治疗腰痛、糖尿病、脊髓炎、脊髓痨、脊柱骨疽、肠炎、三焦病、下肢麻痹等病症。

脊中

灸脊中可以治疗脾脏各种疾病、脊髓炎、脊柱骨疽等病症。

中枢

灸中枢可以治疗脊柱各种疾病，以及黄疸、胆囊炎、胆结石等病症。

筋缩

筋缩主肌肉，故灸筋缩可以治疗肌肉松弛、麻痹性疾病、中风、小儿麻痹、面神经麻痹、肋膜炎、脊柱骨疽、失眠、神经衰弱、精神病等神经性疾病。

至阳

至阳是与肾脏有关的穴位，故灸至阳可以治疗各种肾脏疾病。此外，治疗胃酸过多、胃无力症、食道狭窄、食欲不振、肋膜炎、肋间神经痛、肺结核、支气管炎、癔症等病时必须使用这个穴位。

灵台

"灵"代表精神、思想，由心脏支配，"灵台"指心脏居住的地方，故灸灵台对心脏病和因心脏引起的疾病有治疗效果。另一方面，灸灵台还可以治疗哮喘、支气管炎、久咳、肋膜炎、肺门结核、肋间神经痛、胸痛、脊柱骨疽等肺系疾病，这是因为心脏的火气不够，火不能克金所致。

神道

"神"字代表人的内心，故灸神道可以治疗因情志异常而致的神经性疾病，是治疗精神恍惚、悲愁、健忘、惊悸、肋间神经痛的特效穴。

身柱

身柱，如同字义，指身体的柱子，是非常重要的穴位，常与命门一起用于治疗小儿疾病，效果特别好。灸身柱可以治疗神经衰弱、神经症、癔症、癫痫、精神病、脊

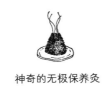
髓炎、脑出血、痴呆、面神经麻痹、舞踏症、肺结核、肋膜炎、支气管炎、肺门结核、咳嗽、哮喘、咽喉炎等疾病。疲劳的时候施灸此穴，体力可以得到快速恢复。

陶道

灸陶道可以治疗风邪引起的感冒、头重、眩晕等病症。发热严重时，在此处多灸几壮可以退热。

大椎

灸大椎可以治疗脑出血、脑膜炎、精神病、项强症、衄血、咽喉痛、扁桃体炎、头痛等疾病，效果显著。

下篇 常见病症治疗

温馨提示：此部分详细介绍了常见病症的选穴和施灸方法，供临床医师们借鉴参考，如果是非专业人士则最好在专业医师的指导下进行操作。

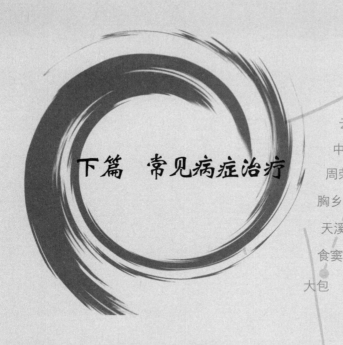

云门　　　俞府　　璇玑
中府　气户　　　　华盖
　　库房　或中　紫宫
周荣　屋翳　神藏　玉堂
胸乡　鹰窗　灵墟　膻中
天溪　　　神封　中庭
食窦　天池　乳中　鸠尾
　　乳根　步廊
大包　期门　　幽门　巨阙
　　　不容　　　上脘
　　日月　通谷　中脘
　　承满　阴都　建里
　腹哀　关门　石关　下脘
　　　太乙　商曲　水分
章门　滑肉门　肓俞　神阙
大横　天枢　　　阴交
　　外陵　　中注　气海
　　腹结　　　　石门
　　大巨　四满　关元
府舍　水道　气穴　中极
冲门　归来　大赫　曲骨
　　气冲　横骨
　　　急脉
　　阴廉　　　会阴
　　足五里

足阳明胃经　　　　　　任脉
足太阴脾经　足厥阴肝经　足少阴肾经

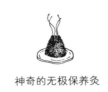

感　冒

感冒是感受风邪，邪犯卫表而导致的常见外感疾病，临床表现以鼻塞、流涕、喷嚏、咳嗽、头痛、恶寒、发热、全身不适、脉浮为特征。

西医学相关疾病：上呼吸道感染。

【病因病机】

感冒的主要病因为六淫之邪、时行病毒和正气亏虚，随季节不同，风邪常兼夹风寒、风热、暑湿而致病，病位在肺卫，病机为邪从皮毛、口鼻而入，犯及肺卫，卫表不和，肺失宣肃，属表实之证。

【辨证】

风寒型：恶寒重，发热轻，无汗，头痛，鼻塞，流清涕，咳嗽，痰液清稀，咽喉微痒，喷嚏，肢体酸重，口不渴或虽渴但喜热饮，舌苔薄白，脉浮或紧。

风热型：恶寒轻，发热重，有汗热不解，头痛或昏胀，鼻塞而干，少涕或流浓涕，咳嗽声重，咯痰色黄而黏，咽喉肿痛，面红目赤，口干渴欲冷饮，舌苔薄黄，脉多浮数。

暑湿型：身热不扬，汗出不畅，肢体酸重，头昏重而胀，咳声重浊不扬，咯吐白色黏痰，胸脘痞闷，纳呆，腹胀，大便溏泻，尿少色黄，舌苔白腻或淡黄腻，脉濡。

【针刺治疗】

治法：风寒型祛风散寒，宣肺解表；风热型疏散风热，清利肺气；暑湿型清暑化湿，疏表和里。

处方：以手太阴经、手阳明经及督脉穴为主。

主穴：列缺、合谷、大椎、风池、外关。

配穴：风寒感冒者，加风门、肺俞；风热感冒者，加曲池、尺泽、鱼际；鼻塞者，加迎香、督俞、膈俞；体虚感冒者，加足三里；咽喉疼痛者，加少商；全身酸楚者，加身柱；夹湿者，加阴陵泉、脾俞；夹暑者，加委中。

无极保养灸疗法

取穴：无极保养灸基础穴[①]加风门。风门是足太阳膀胱经与督脉的交会穴，主治伤风、咳嗽、发热头痛。持续感冒，灸 3 ~ 4 日。高热严重时，大椎和风门各灸 9 ~ 15 壮。头痛，灸前头部的上星。

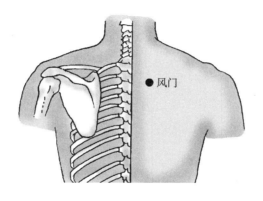

●风门

[①] 男性取穴：中脘、曲池、百会、肺俞、膏肓、气海、关元、足三里。女性取穴：中脘、曲池、百会、肺俞、膏肓、水道、中极、足三里。（详见第 31 ~ 45 页）

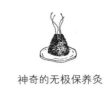

神奇的无极保养灸

咳　嗽

咳嗽是邪客肺系，肺失宣肃，肺气不宣所致，以咳嗽、咯痰为主要症状的病症。"咳"指有声无痰，"嗽"指有痰无声，临床一般声痰并见，故并称"咳嗽"。

西医学相关疾病：上呼吸道感染、急慢性支气管炎、支气管扩张、肺炎、肺结核等，是肺系多种疾病的常见症状。

【病因病机】

肺气不清，失于肃降，发为咳嗽。有外感、内伤两类。外感为六淫犯肺；内伤为脏腑功能失调而致肺失宣肃，肺气上逆，发为咳嗽。

【辨证】

1. **外感咳嗽**　咳嗽病程较短，起病急骤，或兼有表证。

外感风寒：兼见咳嗽声重，咽喉作痒，咯痰色白、稀薄，头痛发热，鼻塞流涕，形寒无汗，肢体酸楚，苔薄白，脉浮紧者。

外感风热：咳嗽咯痰黏稠、色黄，身热头痛，汗出恶风，苔薄黄，脉浮数。

2. **内伤咳嗽**　咳嗽起病缓慢，病程较长，可兼脏腑功能失调症状。

痰湿阻肺：兼见咳嗽痰多、色白、黏稠，胸脘痞闷，神疲纳差，苔白腻，脉濡滑者。

肝火灼肺：气逆咳嗽，引胁作痛，痰少而黏，面赤咽干，苔黄少津，脉弦数。

肺肾阴虚：干咳，咳声短，以午后黄昏为剧，少痰，或痰中带血，潮热盗汗，形体消瘦，两颧红赤，神疲乏力，舌红少苔，脉细数。

脾肾阳虚（老年多见）：咳嗽气喘，动则尤甚，痰多清稀，面色淡白，形寒肢冷，或肢体浮肿，小便不利，舌暗淡，苔白，脉沉细。

72

【针刺治疗】

治法：外感咳嗽宣通肺气、祛邪止咳，以针刺为主（风寒加灸），泻法。内伤咳嗽调理脏腑功能，补肺、健脾、益肾、清肝、化痰止咳。痰湿阻肺者针灸并用，泻法；脾肾阳虚者针灸并用，补法；肺肾阴虚者只针不灸，平补平泻；肝火灼肺者只针不灸，泻法。

处方：以手太阴肺经腧穴和肺的俞、募穴为主。

主穴：肺俞、中府、列缺、太渊。

配穴：风寒束肺加风门、合谷祛风宣肺；风热犯肺加大椎、曲池、尺泽祛风清热；燥热伤肺加太溪、照海润燥止咳；痰湿阻肺加足三里、丰隆化痰止咳；肝火灼肺加行间、鱼际泻肝清肺；肺肾阴虚加肾俞、膏肓、太溪滋阴降火；脾肾阳虚加脾俞、肾俞、关元、足三里培补脾肾；胸痛加膻中宽胸理气；胁痛加阳陵泉疏利少阳；咽喉干痒加照海滋阴利咽；痰中带血加孔最清肺止血；盗汗加阴郄滋阴敛汗；肢体浮肿、小便不利加阴陵泉、三阴交健脾利湿。

无极保养灸疗法

取穴：无极保养灸基础穴加风门、身柱、肩井、膻中、巨阙。痰多，日久不愈，灸天突。咳嗽多，且偶有胸闷者，灸膻中、巨阙。咳嗽引发肩痛时，加灸肩井。

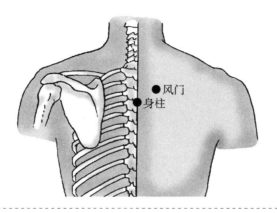

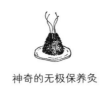

神奇的无极保养灸

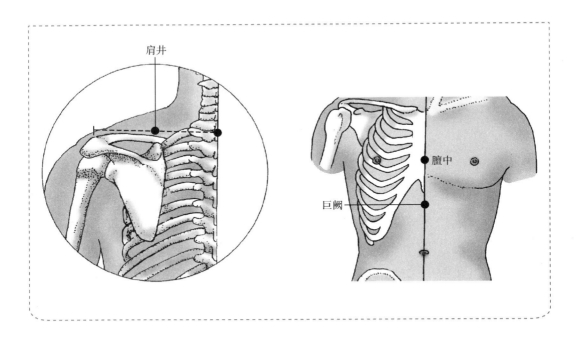

中 暑

中暑，俗称"发痧"。盛夏季节，天气炎热，在高温环境中劳作或烈日下远行，或在车船、剧院等公共场所，人群拥挤，缺乏必要的防暑降温措施，体质虚弱及过度劳累者，往往发生中暑，但见头晕、头痛、呕恶者称"伤暑"；猝然昏倒者称"暑厥"；兼见抽搐者为"暑风"。

西医学相关疾病：神经系统障碍、水盐代谢紊乱、循环衰竭。

【病因病机】

本病的发生，多因体质虚弱，感受暑热、湿浊。轻则暑邪郁于肌表，汗出不畅，热不外泄，出现头晕、身热、少汗、呕吐。重则暑湿炽盛，内犯心包，出现汗闭、高热、神昏、抽搐。若热盛而致气阴两竭，出现汗出如珠，呼吸短促，四肢逆冷，脉微欲绝等虚脱症状，是为危候。

【辨证】

轻症：暑热夹湿，郁于肌表。症见头晕，头痛，身热，少汗，呕吐，烦渴，倦怠思睡，舌苔白腻。

重症：暑热燔灼，蒙蔽心包。症见壮热无汗，肌肤灼热，面红目赤，口唇干燥，烦渴多饮，神志昏迷，烦躁不安，抽搐，舌红少津，苔黄，脉象洪数。甚则热盛而气阴两伤，汗出如珠，面色苍白，呼吸浅促，四肢逆冷，昏迷深沉，舌绛少苔，脉细数无力。

【针刺治疗】

治法：清热解暑，和中化湿，重则宁心开窍。

处方：取督脉、手足阳明经、心包经穴。针用泻法。

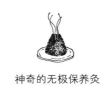

轻症：①主穴：大椎、合谷、陷谷、内关、足三里。②配穴：头痛加头维；呕吐加中脘。

重症：①主穴：百会、人中、十宣、曲泽、委中、曲池。②配穴：抽搐加阳陵泉；汗出肢冷，脉微欲绝，加关元、气海、太渊、阴郄。

无极保养灸疗法

取穴：无极保养灸基础穴加身柱、肾俞，发热时灸风门 10 ~ 20 壮（多壮）。但风门的多壮仅限 1 次，热退后灸 3 ~ 5 壮。

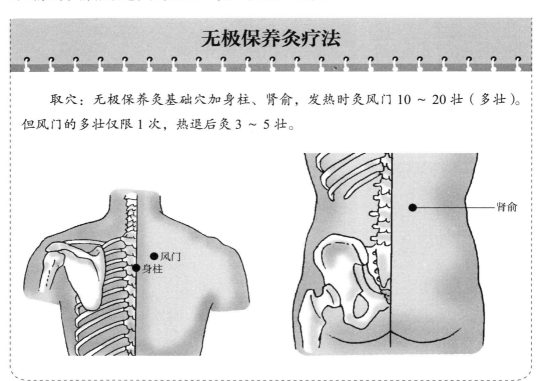

哮 喘

哮喘是一种常见的反复发作性疾患。临床以呼吸急促，喉间哮鸣，甚则张口抬肩，不能平卧为主症。

西医学相关疾病：支气管哮喘、慢性喘息性支气管炎、肺炎、肺气肿、心源性哮喘等。

【病因病机】

内因：痰饮内伏。外因：引动肺经蕴伏之痰饮，痰饮阻塞气道，肺气升降失常，导致痰鸣哮喘。

【辨证】

1. **实证** 病程短，或当哮喘发作期，哮喘声高气粗，呼吸深长，呼出为快，体质较强，脉象有力。

风寒外袭：兼见咳嗽喘息，咯痰稀薄，形寒无汗，头痛，口不渴，苔薄白，脉浮紧。

痰热阻肺：咳喘，痰黏，咯痰不爽，胸中烦闷，咳引胸胁作痛，或见身热口渴，纳呆，便秘，苔黄腻，脉滑数。

2. **虚证** 病程长，反复发作或当哮喘间歇期，哮喘声低气怯，气息短促，体质虚弱，脉象无力。

肺气不足：兼见喘促气短，喉中痰鸣，语言无力，吐痰稀薄，动则汗出，舌质淡或微红，脉细数或软而无力。

久病肺虚及肾：气息短促，动则喘甚，汗出肢冷，舌淡，脉沉细。

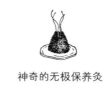

【针刺治疗】

治法：寒饮伏肺者温肺散寒、止哮平喘，针灸并用，泻法；痰热壅肺者清热润肺、化痰平喘，只针不灸，泻法；肺肾阴虚者滋阴润肺、平降喘逆，多针少灸，补法或平补平泻；肺脾气虚者培土生金、扶正固本，针灸并用，补法；心肾阳虚者补益心肾、温阳平喘，针灸并用，补法。

处方：以手太阴肺经腧穴和肺的俞、募穴为主。

主穴：肺俞、中府、天突、膻中、孔最、定喘、丰隆。

配穴：寒饮伏肺加风门、太渊疏风宣肺；痰热壅肺加大椎、曲池、太白清化痰热；肺脾气虚加脾俞、足三里培土生金；肺肾阴虚加肾俞、关元、太溪滋肾益肺；心肾阳虚加心俞、肾俞、气海、关元、内关补益心气、振奋元阳；潮热盗汗加阴郄、复溜滋阴敛汗。

无极保养灸疗法

实证取穴：无极保养灸基础穴加膻中、风门。起初有热，灸风门9～15壮。有痰，咳嗽，日久不愈，灸天突5壮（半粒米大小）。

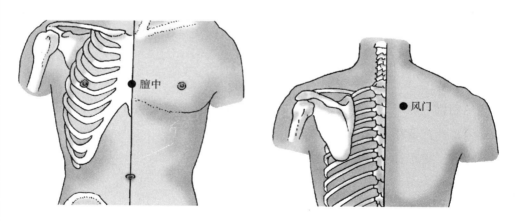

虚证取穴：无极保养灸基础穴加肩井、灵台、心俞、膈俞、肾俞，每日各灸5壮。久病哮喘，气虚乏力，气短，呼吸困难，故灸灵台、心俞、膈俞。长时间咳嗽、气短会引起肩部疼痛，故灸肩井。

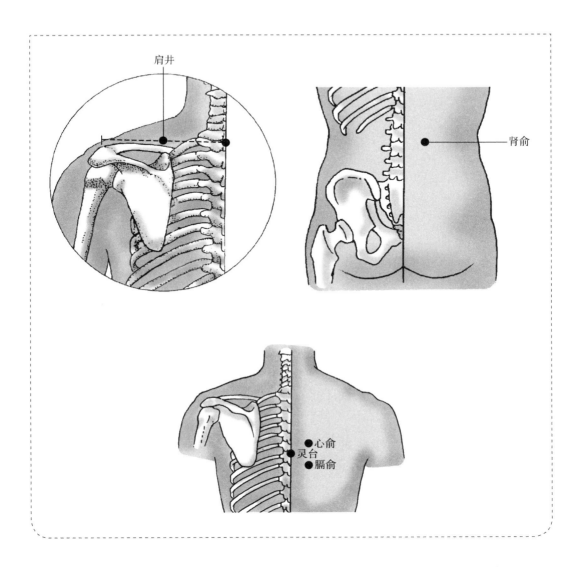

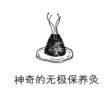

呃　逆

呃逆是指胃气上逆动膈，气逆上冲，喉间呃呃连声，声短而频，不能自止为主要表现的病证。

西医学相关疾病：胃肠神经官能症、胃炎等。

【病因病机】

胃失和降，胃气上逆动膈。

【辨证】

胃寒积滞：呃逆常因感寒或饮冷而发作，呃声沉缓有力，遇寒则重，得热则减，苔薄白，脉迟缓。

胃火上逆：呃声洪亮有力，冲逆而出，口臭烦渴，喜冷饮，尿赤便秘，苔黄燥，脉滑数。

肝郁气滞：呃逆常因情志不畅而诱发或加重，呃声连连，胸胁胀满，苔薄白，脉弦。

脾胃阳虚：呃声低沉无力，气不得续，脘腹不适，喜暖喜按，身倦食少，四肢不温，舌淡，苔薄，脉细弱。

胃阴不足：呃声低微，短促而不得续，口干咽燥，饥不欲食，舌红，少苔，脉细数。

【针刺治疗】

治法：胃寒积滞、脾胃阳虚者温中散寒、通降腑气，针灸并用，虚补实泻；肝郁气滞、胃火上逆者疏肝理气、和胃降逆，只针不灸，泻法；胃阴不足者养阴清热、降逆止呃，只针不灸，平补平泻。

处方：以任脉穴为主。

主穴：膈俞、内关、中脘、天突、膻中、足三里。

配穴：胃寒积滞、胃火上逆、胃阴不足者加胃俞、至阳和胃止呃；脾胃阳虚者加脾俞、巨阙、胃俞温补脾胃；肝郁气滞者加期门、太冲、少商疏肝理气。

无极保养灸疗法

取穴：无极保养灸基础穴加少商、至阳、鸠尾等穴，各灸 10 ~ 20 壮。若尚未止住则灸膈俞、肝俞、胃俞、不容、日月、期门，灸的过程中可止呃。坚持灸 2 ~ 3 天。

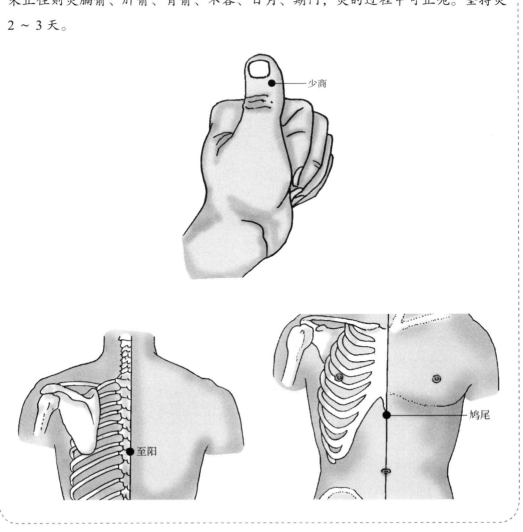

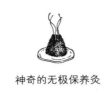

噎　膈

噎膈，是指饮食不下或食入即吐的病症。

西医学相关疾病：食道癌、贲门癌、贲门痉挛、食道憩室、食道神经官能症及食道炎症等。

【病因病机】

食道狭窄，津液干枯。

【辨证】

痰气交阻：开郁，润燥，化痰。

津亏热结：滋养津液。

瘀血内结：滋阴养血，破结行瘀。通幽汤加减。

气虚阳微：温补脾肾。补气运脾汤加减或右归丸加减。

【针刺治疗】

处方：以任脉、足阳明经穴为主，以背俞穴及手厥阴经穴为辅。

主穴：天突、膻中、足三里、内关、上脘、胃俞、脾俞、膈俞。

配穴：便秘加照海。

无极保养灸疗法

　　取穴：无极保养灸基础穴加膈俞、至阳、膻中、鸠尾、巨阙、三阴交等穴。一般每穴灸 5 壮，坚持施灸。短气灸气海；肢冷脉微灸命门、肾俞。身体只要不

是太虚弱，可在至阳和中脘各施一次多壮灸，壮数与自己年龄相匹配。多壮灸后
7～10天，还有症状则再施一次多壮灸。

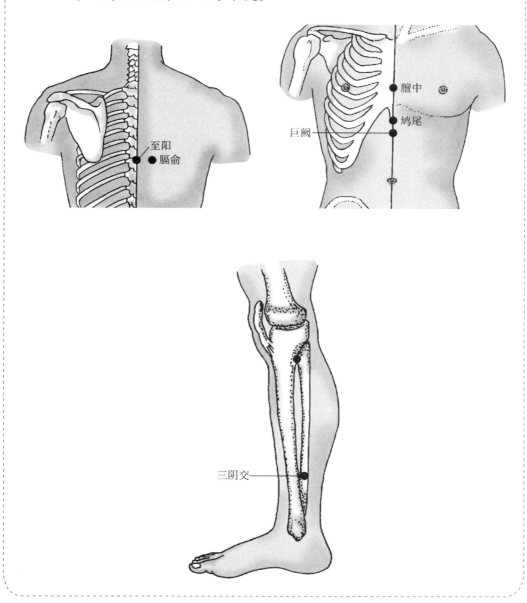

附：反胃

反胃，又名翻胃，其病因病机与噎膈相同，但病变部位和主要症状不同。反胃多

是幽门梗阻、痉挛或胃内新生物所致，上腹部疼痛明显，呕吐的特点是朝食暮吐、暮食朝吐，食物在胃内停留时间较长，无吞咽困难、格拒和旋食旋吐、食物不得入胃现象。

【辨证】

临床证候多属脾胃虚寒，或命门火衰，脘腹胀痛，吐后暂觉舒适，神疲乏力，面色少华，舌淡苔白，脉细无力。

【针刺治疗】

治法：温运脾肾，和胃降逆。

处方：可轮取胃俞、脾俞、中脘、章门、梁门、关元、足三里、肾俞等穴。

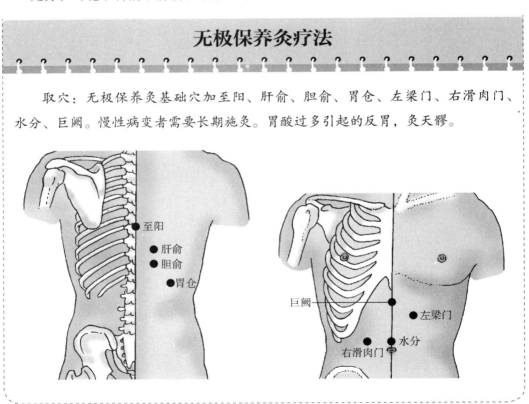

无极保养灸疗法

取穴：无极保养灸基础穴加至阳、肝俞、胆俞、胃仓、左梁门、右滑肉门、水分、巨阙。慢性病变者需要长期施灸。胃酸过多引起的反胃，灸天髎。

至阳
肝俞
胆俞
胃仓

巨阙
左梁门
水分
右滑肉门

胃 痛

胃痛又称胃脘痛，是以胃脘近心窝处常发生疼痛为主的疾患。胃痛是临床上常见的一个症状。

西医学相关疾病：急慢性胃炎、胃及十二指肠溃疡、胃神经官能症等。

【病因病机】

胃痛发生的常见原因有寒邪客胃、饮食伤胃、肝气犯胃和脾胃虚弱等。

【辨证】

肝气犯胃：胃脘胀满，痛引两胁，嗳气频繁，噫气或失气后疼痛稍减，舌苔薄白，脉沉弦。

脾胃虚寒：胃痛隐隐，泛吐清水，喜暖喜按，神疲乏力，四肢欠温，舌淡苔白，脉细缓无力。

胃阴不足：胃痛隐隐，心烦嘈杂，口干欲饮，大便干燥，苔少或剥脱，舌光红少津，脉细微数。

【针刺治疗】

治法：①实证：温中散寒，解郁泻热，疏肝理气。②虚证：补脾健胃，阳虚则温中散寒，阴虚则益胃养阴。

处方：以募俞穴、足太阴经、足阳明经穴为主。

主穴：脾俞、胃俞、足三里、中脘、内关。

配穴：肝气犯胃加行间；胁痛加阳陵泉；口苦舌红加少府；胃中灼热加太溪；吐血加膈俞。

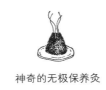

无极保养灸疗法

取穴：无极保养灸基础穴加梁门、巨阙、至阳、脾俞、胃仓、梁丘。恶心加巨阙；泄泻加梁丘、胃仓、脾俞。

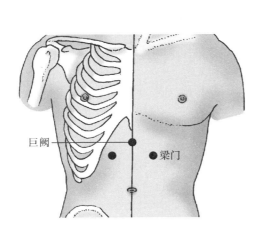

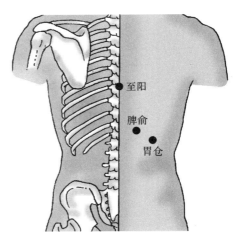

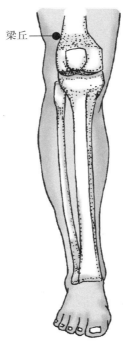

急性胃痛，宜用镇痛疗法。灸内庭穴，至发热为止。气滞可取少商放血，亦可单灸中脘。

慢性胃痛，无极保养灸基础穴加膈俞、肝俞、脾俞、胃俞、左梁门、巨阙、右滑肉门等穴。壮数根据每个人的身体状况而定，一般灸 3 ~ 5 壮，虚弱者可灸 1 壮。胃痉挛加筑宾。慢性胃痛治疗时间较长，需要每天坚持施灸。

附：胃下垂、胃溃疡

【胃下垂的无极保养灸疗法】

取穴：无极保养灸基础穴加至阳、筋缩、三焦俞、巨阙、水分、右滑肉门、阴交等穴。起初 1 ~ 2 周灸 3 壮（半米粒大小），熟悉热感后持续施灸。

【胃溃疡的无极保养灸疗法】

取穴：无极保养灸基础穴加至阳、肾俞、胃俞、脾俞、巨阙、左梁门、右滑肉门。一般灸 3 壮，半米粒大小。不同人群，治疗方法不同。例如，老年人气弱，壮数从 3 壮开始，根据恢复的情况增加壮数。儿童发生胃溃疡，灸肺俞、中脘。女性加灸三阴交、膻中。精神刺激引起的胃溃疡，加灸心俞、神门。

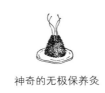

呕　吐

呕吐是临床上常见的证候，可见于多种疾病。有声无物为呕，有物无声为吐，因两者常同时出现，故称呕吐。

西医学相关疾病：急慢性胃炎、胃扩张、幽门痉挛、贲门痉挛、胃神经官能症。

【病因病机】

胃失和降，胃气上逆。病位主要在胃，与肝、脾有关，亦可涉及胆腑。

【辨证】

外邪犯胃：突发呕吐，呕吐量多，伴有发热恶寒、头身疼痛等表证，舌苔白，脉濡缓。

饮食停滞：因暴饮暴食或饮食不洁而呕吐酸腐，脘腹胀满，吐后反快，苔厚腻，脉滑实。

肝气犯胃：每因情志不畅而呕吐或吐甚，嗳气吞酸，胸胁胀满，脉弦。

痰饮内停：呕吐清水痰涎，脘痞纳呆，眩晕心悸，苔白滑或白腻，脉滑。

脾胃虚弱：素来脾虚胃弱，食稍有不慎即发呕吐，时作时止，呕而无力，面色无华，少气懒言，纳呆便溏，舌淡，苔薄，脉弱。

胃阴不足：呕吐反复发作，呕量不多或时作干呕，饥不欲食，咽干口燥，舌红少津，脉细数。

【针刺治疗】

治法：理脾和胃，降逆止呕。饮食停滞、肝气犯胃者只针不灸，泻法；外邪犯胃、脾胃虚弱、痰饮内停者针灸并用，补法；胃阴不足者只针不灸，平补平泻。

处方：以任脉、足阳明经、足太阴经穴为主。

主穴：中脘、胃俞、内关、足三里。

配穴：外邪犯胃加外关、大椎解表散邪；饮食停滞加梁门、天枢消食止呕；肝气犯胃加太冲、期门疏肝理气；痰饮内停加丰隆、公孙化痰消饮；脾胃虚弱加脾俞、公孙健脾益胃；胃阴不足加脾俞、三阴交滋胃养阴。

无极保养灸疗法

取穴：无极保养灸基础穴加鸠尾、左梁门、至阳、内庭。根据病情，灸 5 ~ 15 壮。呕吐甚者，灸里内庭效果最好。

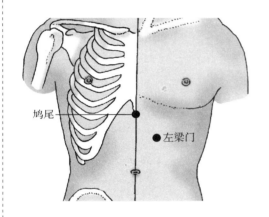

鸠尾

左梁门

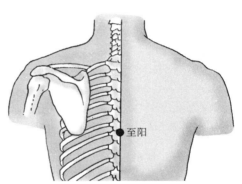

至阳

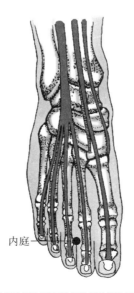

内庭

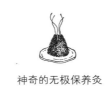

腹 痛

腹痛，泛指腹部疼痛，是临床极为常见的证候，可伴发多种脏腑疾病。

西医学相关疾病：急慢性肠炎、肠痉挛、肠神经官能症等。

【病因病机】

与寒邪内积、饮食停滞、肝郁气滞、脏腑阳虚相关。

【辨证】

饮食停滞：暴饮暴食后脘腹胀痛、拒按，嗳腐吞酸，恶食，得吐泻后痛减，舌苔厚腻，脉滑。

肝郁气滞：侧腹胀痛，痛则欲便，便后痛缓，喜叹息，得嗳气或矢气则减，遇恼怒则剧，苔薄白，脉弦。

寒邪内阻：多因感寒饮冷突发腹部拘急剧痛，得温痛减，遇寒更甚，舌苔白，脉沉紧。

脾阳不振：腹痛隐隐，时作时止，喜温喜按，每食生冷或饥饿、劳累后加重，进食及休息后痛减，舌淡、苔薄，脉沉细。

【针刺治疗】

治法：饮食停滞、肝郁气滞者调气化滞，只针不灸，泻法；寒邪内阻者温中散寒，针灸并用，泻法；脾阳不振者温补脾阳，针灸并用，补法。

处方：以任脉和足阳明胃经腧穴为主。

主穴：中脘、天枢、关元、足三里。

配穴：饮食停滞加里内庭消食导滞；肝郁气滞加太冲疏肝理气；寒邪内阻加气海温中散寒；脾阳不振加脾俞健脾温中。

无极保养灸疗法

急性腹痛取穴：无极保养灸基础穴加大肠俞、膈俞、天枢、肾俞。严重时取内庭，施多壮灸，以感觉到热为度，效果显著。

慢性腹痛取穴：无极保养灸基础穴加肾俞、大肠俞、天枢、左梁门、巨阙。重点灸左梁门、天枢、大肠俞、肾俞，效果良好。

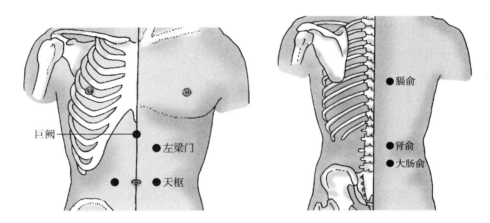

右脘部疼是小肠病变时，灸身柱、天髎、心俞、右天宗、脾俞、肾俞、次髎、小肠俞、左阳池、太溪、右阳陵泉。肠叠症时重灸命门。

附：阑尾炎、腹膜炎

【阑尾炎的无极保养灸疗法】

取穴：无极保养灸基础穴加天枢，灸 7 ～ 10 壮。疼痛减轻后灸气海 100 壮以上，加灸肾俞、太溪。此法对慢性阑尾炎或急性阑尾炎轻症效果较好。

急性阑尾炎重症，针刺郄穴、孔最、地机，疼痛可减轻。

【腹膜炎的无极保养灸疗法】

取穴：无极保养灸基础穴加至阳、肝俞、脾俞、命门、水分、天枢、阴交，每日灸 3 ～ 5 壮。此法对慢性腹膜炎效果较好。

急性腹膜炎，针刺无极保养灸基础穴、太冲、筑宾、血海、合谷，可防止发热、化脓。

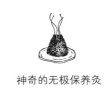

泄 泻

泄泻是因感受外邪，或饮食所伤，致脾失健运，传导失司，水湿清浊不分，以排便次数增多，粪质稀薄或完谷不化，甚则泻出如水样为特征的病症。

西医学相关疾病：急慢性肠炎、肠结核、肠功能紊乱、结肠过敏等。

【病因病机】

主要有感受外邪，饮食所伤，情志失调，脾胃虚弱，命门火衰等。

【辨证】

寒湿困脾：腹泻因感受寒湿而突发，大便清稀或如水样，腹痛肠鸣，泻后痛减，得热则舒，恶寒食少，苔白滑，脉濡缓。

肠腑湿热：腹痛即泻，泻下急迫，大便黄褐臭秽，肛门灼热，发热，腹痛拒按，泻后痛减，舌红，苔黄腻，脉濡数。

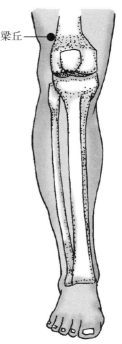

梁丘

食滞胃肠：暴饮暴食后腹满胀痛、拒按，泻后痛减，大便臭如败卵，纳呆，嗳腐吞酸，苔垢或厚腻，脉滑。

肝郁气滞：泄泻、腹痛、肠鸣每因情志不畅而发，舌红，苔薄白，脉弦。

脾气虚弱：大便溏薄，夹有不消化食物，稍进油腻饮食则便次增多，腹部隐痛喜按，神疲乏力，舌淡，苔薄白，脉细。若病久不愈，脾虚下陷，可导致脱肛。

肾阳亏虚：晨起泄泻，夹有不消化食物，脐腹冷痛，喜暖喜按，形寒肢冷，面色㿠白，舌胖而淡，苔白，脉沉细。

【针刺治疗】

治法：寒湿困脾、脾气虚弱、肾阳亏虚者健脾益肾、温化寒湿，针灸并用，虚补实泻；肝郁气滞、食滞胃肠、肠腑湿热者行气化滞、通调腑气，只针不灸，泻法。

处方：以大肠的俞穴、募穴、下合穴为主。

主穴：神阙、天枢、大肠俞、上巨虚、三阴交。

配穴：寒湿困脾加脾俞、阴陵泉健脾化湿；肠腑湿热加合谷、下巨虚清利湿热；饮食停滞加中脘、建里消食导滞；肝郁气滞加期门、太冲疏肝理气；脾气亏虚加脾俞、足三里健脾益气；脾气下陷加百会升阳举陷；肾阳亏虚加肾俞、命门、关元温肾固本。

无极保养灸疗法

取穴：饮食不节者，无极保养灸基础穴加梁丘、左梁门、水分、至阳。肠炎或肠结核者，无极保养灸基础穴加膈俞、肾俞、大肠俞、天枢。小儿泄泻，灸身柱3壮（半米粒大小），热敷中极穴。老年泄泻，严重虚脱者，无极保养灸基础穴加膈俞、肾俞、大肠俞、左梁门，轻度灸，热敷下腹部。

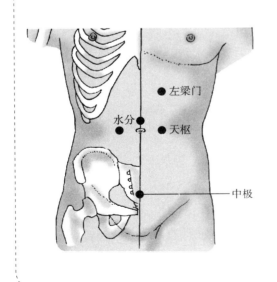
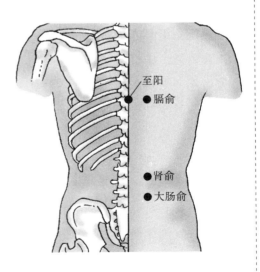

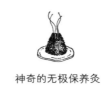

痢　疾

痢疾是指以腹部疼痛、里急后重、下赤白脓血便为主症的肠道传染性疾病。在小儿中比较常见。多发于夏、秋季节，冬、春两季也可见到。

西医学相关疾病：急性细菌性痢疾、中毒性菌痢、阿米巴痢疾。

【病因病机】

痢疾多由进食生冷不洁之物或感受暑湿疫毒所致。

【辨证】

寒湿痢：下痢赤白黏冻，白多赤少或纯为白冻，脘腹胀满，头身困重，苔白腻，脉濡缓。

湿热痢：下痢赤白脓血，赤多白少，肛门灼热疼痛，小便短赤，苔黄腻，脉滑数。

疫毒痢：发病急骤，腹痛剧烈，痢下鲜紫脓血，壮热，口渴，头痛，甚至神昏痉厥，躁动不安，舌质红绛，苔黄燥，脉滑数。

噤口痢：下痢赤白脓血．恶心呕吐，不能进食，苔腻，脉滑。

休息痢：下痢时发时止，日久不愈，常因饮食不慎、受凉、劳累而发，发则大便次数增多，便中带有赤白黏冻，或伴有脱肛，舌淡，苔腻，脉细。

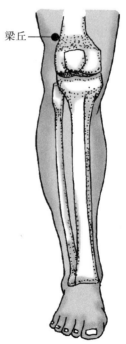

梁丘

【针刺治疗】

治法：寒湿痢温化寒湿，针灸并用，泻法；湿热痢清热利湿，只针不灸，泻法；疫毒痢泻热解毒、镇痉宁神，只针不灸，泻法；噤口痢降逆止呕，针刺为主，平补平泻；休息痢健脾理肠，针灸并用，补泻兼施。

处方：以大肠的募穴、下合穴为主。

主穴：合谷、天枢、上巨虚、阴陵泉。

配穴：寒湿痢加关元、三阴交温寒化湿；湿热痢加曲池、内庭清利湿热；疫毒痢加大椎、中冲、人中泻火解毒、镇痉醒神；噤口痢加内关、中脘止呕进食；休息痢加脾俞、神阙、足三里调理脾肾；久痢脱肛加气海、百会益气固脱。

寒湿痢、休息痢可行温和灸、温针灸、隔姜灸或隔附子饼灸。急性痢疾每日治疗2次，慢性痢疾每日治疗1次。

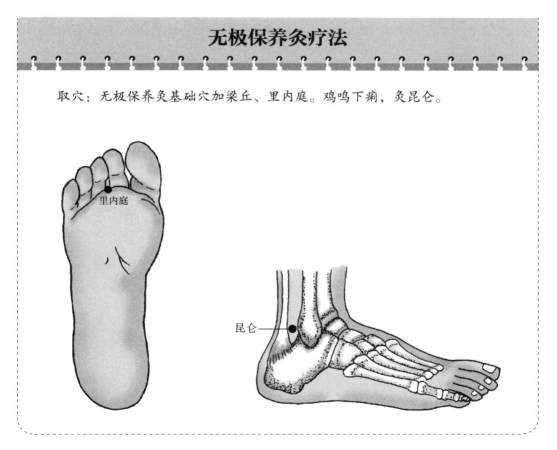

无极保养灸疗法

取穴：无极保养灸基础穴加梁丘、里内庭。鸡鸣下痢，灸昆仑。

里内庭

昆仑

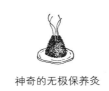

便　秘

便秘，指大便秘结不通。患者粪质干燥、坚硬，排便艰涩难下，常数日一行，甚至用泻药、栓剂或灌肠不能排出。

西医学也叫便秘，与肠神经功能紊乱相关。

【病因病机】

本病与素体阳盛，嗜食辛辣香燥，情志不畅，气虚无力，老年人下焦阳气虚弱等相关。

【辨证】

热秘：大便干结，腹胀满痛，面赤身热，口干思饮，口臭或口舌生疮，小便短赤，舌红苔黄或黄燥，脉滑。此属胃肠实热，灼津伤液，致肠道失润，腑气不通。

气秘：大便涩滞不行，胸膈痞满，嗳气纳呆，腹胀腹痛，舌淡红，苔薄白，脉弦。此属肝胃气滞，传导失职。

虚秘：大便多日一行，临厕努挣，难于排出，挣则汗出短气，面白神疲，肢倦懒言，舌淡，苔白，脉弱。此属脾肺气虚，传导无力。

冷秘：大便艰涩，面色白，腹胀痛，四肢不温，喜热恶寒，舌淡，苔薄白，脉沉迟。此属脾肾阳虚，阴寒凝结。

【针刺治疗】

治法：热秘清热保津；气秘疏肝理气；虚秘补气养血；冷秘补肾助阳。

处方：热秘取足阳明经穴为主；气秘取任脉、足厥阴经穴为主；虚秘取足阳明经、足太阴经穴为主，任脉及背俞穴为辅；冷秘取任脉、足少阴经穴为主，背俞穴为辅。

取穴：①热秘：主穴合谷、曲池、腹结、上巨虚。烦热口渴加少府、廉泉；头痛加印堂；口臭加承浆。②气秘：主穴中脘、阳陵泉、气海、行间。胁痛加期门、日月；腹胀加大横。③虚秘：主穴脾俞、胃俞、大肠俞、三阴交、足三里、关元。多汗加阴郄；心悸加内关。④冷秘：主穴气海、照海、石关、肾俞、关元俞。脱肛加长强、百会；腰痛加委中。

无极保养灸疗法

　　取穴：无极保养灸基础穴加气海、肓俞、大肠俞、肾俞。若便秘者下腹部左侧腹结穴与府舍穴中间部位按之有长条包块，此处施灸效果良好。再灸左侧腰眼穴7壮，增强疗效。

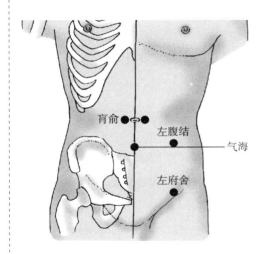

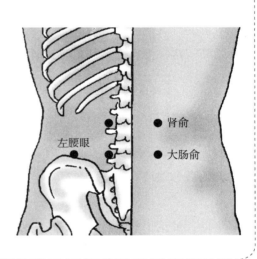

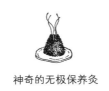

脱 肛

脱肛又名直肠脱垂，指直肠下端脱出肛门之外。本病常见于老年人、儿童和多产妇女。

【病因病机】

脱肛多因久痢久泻，或妇女生育过多，体质虚弱，中气下陷，收摄无权所致。亦可因便秘、痔疮等病，湿热郁于直肠，局部肿胀，里急后重，排便时过度努责，约束受损而致。

【辨证】

虚证：发病缓慢，初在大便时感觉肛门坠胀，肠端轻度脱垂，便后自行回纳。迁延失治稍有劳累即发，直肠脱垂日益严重，不能自行回缩。面色微黄，神疲乏力，心悸，头晕，舌苔薄白，脉象濡细。

实证：多见于痢疾急性期和痔疮发炎时，便前自觉肛门坠胀，便意频急，伴有局部红肿、灼热、痛痒等。

【针刺治疗】

治法：虚则益气升提，实则清泻湿热。

处方：以督脉和足阳明经穴为主。

主穴：百会、长强、大肠俞、承山。

配穴：虚证加气海、足三里、脾俞；实证加曲池、阴陵泉。

无极保养灸疗法

取穴：无极保养灸基础穴加天枢、大肠俞、小肠俞、腰阳关、孔最。采用全身疗法，持续灸 15 壮。对于小儿脱肛，金老的临床经验是，在腰阳关穴施多壮灸，效果较好，单灸百会穴亦可见效。

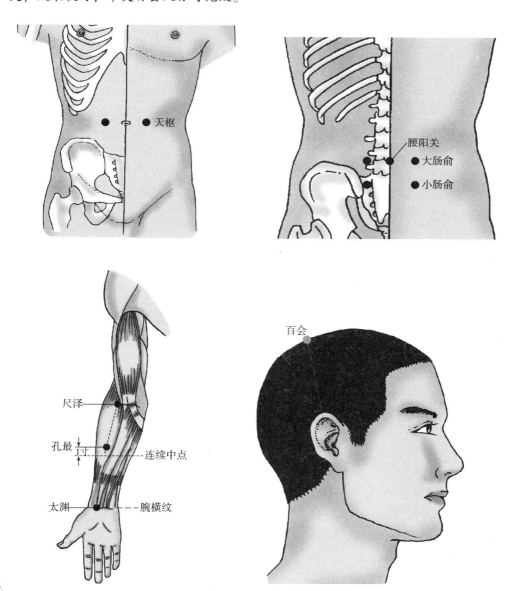

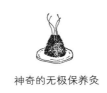

胁　痛

胁痛，以一侧或两侧胁肋部疼痛为主症。疼痛性质有胀痛、刺痛、隐痛、闷痛、窜痛等，常反复发作。

西医学相关疾病：肝脏、胆囊、胸膜等急慢性疾病及肋间神经痛。

【病因病机】

若情志不舒，饮食不节，久病耗伤，劳倦过度，或外感湿热等病因，累及肝胆，导致气滞、血瘀、湿热蕴结，肝胆疏泄不利，或肝阴不足，络脉失养，即可引起胁痛。

【辨证】

肝气郁结：胁肋胀痛，走窜不定，疼痛每因情志变化而增减，胸闷，喜叹息，得嗳气或矢气则舒，纳呆食少，脘腹胀满，苔薄白，脉弦。

瘀血阻络：胁肋刺痛，固定不移，入夜尤甚，舌质紫暗，脉沉涩。

湿热蕴结：胁肋胀痛，触痛明显，拒按，口干苦，胸闷，纳呆，厌食油腻，恶心呕吐，小便黄赤，或有黄疸，舌苔黄腻，脉弦滑而数。

肝阴不足：胁肋隐痛，绵绵不已，遇劳加重，咽干口燥，头晕目眩，两目干涩，舌红，少苔，脉弦细或细数。

【针刺治疗】

治法：疏利肝胆，行气止痛。

处方：以足厥阴经、足少阳经、足阳明经穴为主。

主穴：期门、支沟、阳陵泉、足三里。

配穴：肝气郁结加行间、太冲疏肝理气；瘀血阻络加膈俞、阿是穴化瘀止痛；湿热蕴结加中脘、三阴交清热利湿；肝阴不足加肝俞、肾俞补益肝肾。

无极保养灸疗法

　　取穴：无极保养灸基础穴加肩井、至阳、肝俞、胆俞、肾俞、巨阙、右不容、右期门、右梁门、大敦。聚集肝胆之气的肝俞、胆俞，灸之保肝气。选用右侧的不容、期门、梁门，疏肝气。肝脏有病会带来脾胃运化的失常，因此灸至阳、巨阙，强化脾胃功能。胃气上逆时加巨阙。大部分肝病患者有背部和肩部发沉和酸痛，因此灸肩井能缓解症状。久病者要长时间坚持施灸。

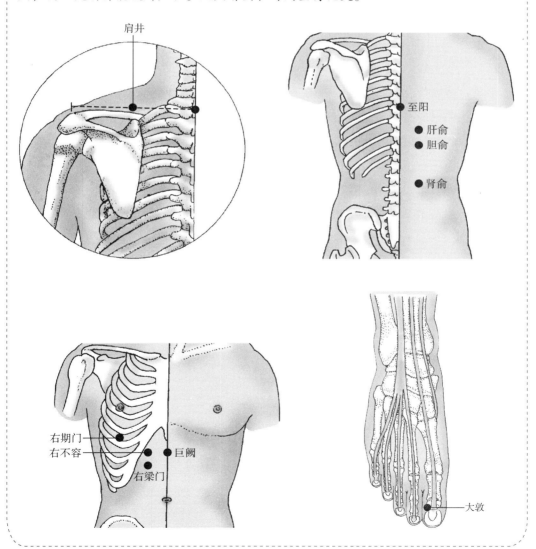

肩井

至阳
肝俞
胆俞
肾俞

右期门
右不容
右梁门
巨阙

大敦

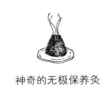

黄　疸

黄疸以目黄、身黄、小便黄"三黄"为主症，尤以眼睛巩膜发黄最为明显。

西医学相关疾病：急慢性肝炎、胰腺炎、胆囊炎、胆石症、肝硬化等。

【病因病机】

阳黄：多因外感湿热之邪，内蕴于肝胆，湿郁热蒸，或感受疫毒，病势暴急。

阴黄：多因酒食不节，饥饱失宜，或思虑劳倦过度，伤及脾胃，健运失常，以致肝胆瘀积，胆汁排出不畅，外溢肌肤，渐成阴黄。

【辨证】

阳黄：巩膜和皮肤黄色鲜明，口干，发热，小便黄赤，大便秘结，苔黄腻，脉滑数。

阴黄：巩膜和皮肤黄色晦暗，神疲乏力，纳呆便溏，舌淡，苔腻，脉沉细或濡缓。

【针刺治疗】

治法：阳黄清热利湿，以针刺为主，泻法；阴黄温中化湿，针灸并用，泻法或平补平泻。

处方：以足太阴经、足阳明经、足少阳经穴为主。

主穴：胆俞、阳陵泉、阴陵泉、至阳。

配穴：阳黄加内庭、太冲以疏利肝胆、清热利湿；阴黄加脾俞、中脘、足三里以健脾化湿；热甚者加大椎清热；恶心呕吐者加内关止呕；便秘或泄泻者加天枢调理肠腑；黄疸甚者加腕骨退黄。

无极保养灸疗法

取穴：无极保养灸基础穴加右肩井、至阳、肝俞、胆俞、脾俞、肾俞、右不容、右滑肉门，各灸 15 壮，直至痊愈。

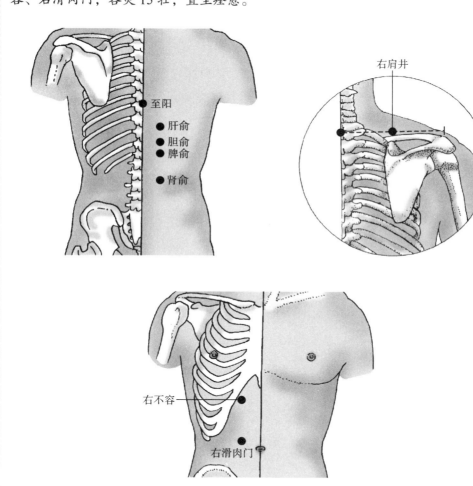

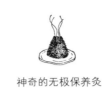

鼓　胀

鼓胀，是指腹部肿胀膨隆如鼓之类的病证，因肿胀以腹部为主，故称"单腹胀"。

西医学相关疾病：各种类型的肝硬化、结核性腹膜炎、黑热病、血吸虫病、疟疾及腹腔内恶性肿瘤。

【病因病机】

多因抑郁伤肝，肝郁气滞，气病及血，久病伤肝及脾；或嗜酒无度，助湿伤脾，由脾虚致肝郁，健运疏泄失职，水停于腹而成鼓胀。

【辨证】

气鼓：腹部胀满隆起，脐部突出，皮肤光亮，嗳气或矢气后则自觉较前舒服，腹部按之空空然，叩之如鼓，脘胁痞满，小便短黄，大便不爽或秘结，苔薄白，脉弦细。

水鼓：腹部胀大，状如蛙腹，按之如囊裹水，或有下肢水肿，面色滞黄，小便不利，大便溏，苔薄白，脉象沉缓。

血鼓：鼓胀日久，腹部胀满，青筋暴露，内有癥积，按之胀满疼痛，而颈部可见赤丝血缕，潮热，口干不欲饮，大便或见黑色，舌质紫暗，脉细弦或涩。

【针刺治疗】

1. 气鼓

治法：疏肝理气，和中消胀。

处方：取足厥阴经、足阳明经、任脉穴为主。

主穴：膻中、中脘、气海、足三里、太冲。

配穴：便秘加腹结；胁痛加阳陵泉、支沟；尿黄加阴陵泉。

2. 水鼓

治法：健脾益肾，调气行水。

处方：取足太阴经、足少阴经、任脉穴为主，背俞穴为辅。

主穴：脾俞、肾俞、水分、复溜、公孙。

配穴：便溏加天枢、上巨虚；畏寒加命门、气海俞。

3. 血鼓

治法：疏通肝脾，活血化瘀。

处方：取肝脾募穴及任脉穴为主。

主穴：期门、章门、石门、三阴交。

配穴：黄疸加腕骨；潮热加太溪、膏肓。

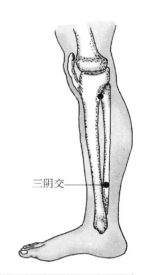

三阴交

无极保养灸疗法

取穴：无极保养灸基础穴加三阴交、左腹结、大肠俞、脾俞，各灸 3～5 壮。三阴交是足三阴经相交的穴位，有助于调节肝、脾、肾的功能。左腹结、大肠俞、三阴交散大肠瘀血；肾俞、三焦俞补充元气。

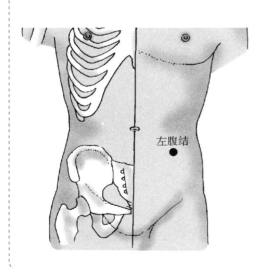

左腹结

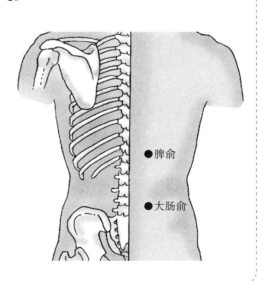

脾俞

大肠俞

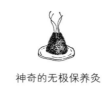

脚 气

脚气是以两腿足酸楚、麻木、软弱无力，或见脚胫肿满为特征的一种疾病。因病从脚起，故名"脚气"，又名"缓风""脚弱""软脚病""壅疾"等。

西医学相关疾病：维生素 B_1 缺乏所致的脚气病、营养不良性浮肿等疾病。

【病因病机】

本病主要因为水寒和湿热之邪侵袭下肢，流溢皮肉筋脉；或饮食失节，损伤脾胃，湿热流注足胫；或因病后体质虚弱，气血亏耗，经脉、经筋失于涵养所致。如湿毒上攻，心神受扰，则心悸而烦，循经窜犯肺胃，则喘满呕恶。

【辨证】

湿脚气：偏于实证，症见足胫肿大，甚则脚肿连膝，舌苔白腻，脉象濡缓。

干脚气：偏于虚证，症见足胫肌肤日渐瘦削，冷麻酸重逐渐加剧，形神萎弱，或兼见便秘溲黄，舌质淡红，苔黄，脉弦或弦数。

脚气冲心：足胫肿痛，突然气逆喘满，心悸烦热，恶心呕吐，重则神志昏者，实属凶险之候。

【针刺治疗】

1.湿脚气

治法：疏通经络，清化湿热。

处方：取足太阳、足阳明经、足少阳经穴为主，经外奇穴为辅。

主穴：足三里、三阴交、阳陵泉、八风。

配穴：恶寒发热加合谷、大椎、外关；小便短少加阴陵泉、昆仑。

2. 干脚气

治法：养血滋阴。

处方：取足阳明、足太阴经穴为主，足少阴、足少阳经穴为辅。

主穴：解溪、阴市、复溜、血海、照海、悬钟。

配穴：转筋加承山；腰痛加委中；膝肿加膝眼、风市。

3. 脚气冲心

治法：降气泻肺，泄毒宁心。

处方：取手太阴经、手足少阴经穴为主，任脉、足阳明经穴为辅。

主穴：尺泽、膻中、劳宫、神门、足三里、涌泉。

配穴：神昏加人中；虚脱灸气海、关元。

无极保养灸疗法

取穴：脚气与肾脏相关，故灸足三里和太溪。太溪是肾脏的原穴，足三里是胃经汇合处。调理好肾脏和脾脏，脚气才能治愈。

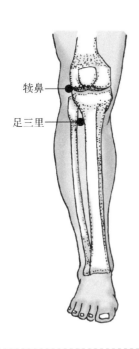

牍鼻
足三里

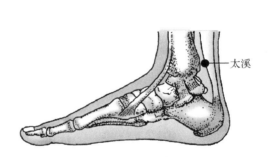

太溪

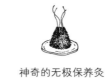

水　肿

水肿又名"水气"，以头面、眼睑、四肢、腹背或全身浮肿为主症。

西医学相关疾病：心源性水肿、肾性水肿、营养性水肿。

【病因病机】

水肿的病机要点在于肺、脾、肾与水肿的关系，基本病机为肺失通调，脾失转输，肾失开合，三焦气化不利。

【辨证】

阳水：多为急性发作，初起面目微肿，继则遍及全身，肿势以腰部以上为主，皮肤光泽，按之凹陷易复，胸中烦闷，甚则呼吸急促，小便短少而黄。伴有恶寒发热、咽痛。苔白滑或腻，脉浮滑或滑数。

阴水：多为慢性发病，初起足跗微肿，继而腹、背、面部等渐见浮肿，肿势时起时消，按之凹陷难复，气色晦滞，小便清利或短涩，舌淡，苔白，脉沉细或迟。脾虚者兼见胸闷纳少、大便溏泻；肾虚者兼见肢冷神疲、腰膝酸软。

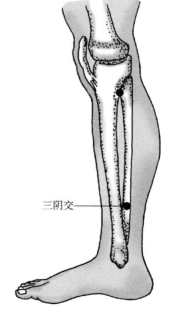
三阴交

【针刺治疗】

治法：阳水疏风利水，阴水温阳利水。

处方：以手足阳明经、任脉、足少阴经穴及背俞穴为主。

主穴：水分、水道、三焦俞、委阳、阴陵泉。

配穴：阳水加肺俞、列缺、合谷，疏风宣肺，通调水道；阴水见脾虚者加脾俞、足三里、三阴交，健脾渗湿利水；阴水见肾虚者加灸肾俞、关元、足三里，关元穴重灸，以温阳化气行水。

无极保养灸疗法

　　取穴：无极保养灸基础穴，利尿除湿加灸三阴交、水分、肾俞；心源性水肿加灸心俞、膈俞、神门；肝病问题加灸肝俞、胆俞、右期门；肾脏问题加灸天枢、志室、涌泉；营养失调和贫血引起的水肿，加灸肝俞、脾俞、右滑肉门、左梁门，各灸3壮，每天持续施灸。

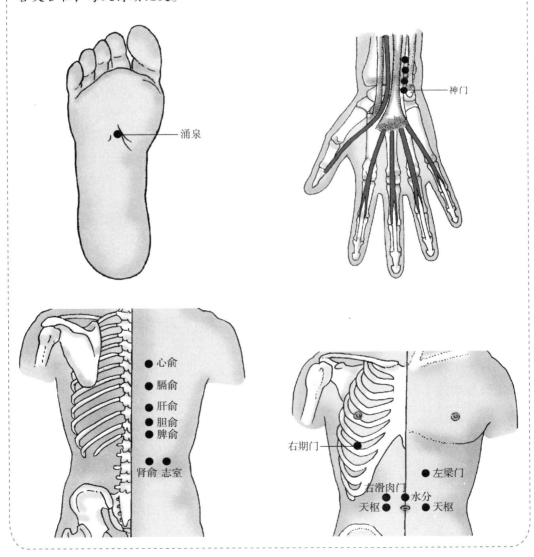

涌泉

神门

心俞
膈俞
肝俞
胆俞
脾俞
肾俞 志室

右期门
左梁门
右滑肉门　水分
天枢　　　　天枢

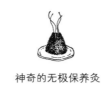
消　渴

消渴，以多饮、多食、多尿为主症。

西医学相关疾病：糖尿病。

【病因病机】

病变的脏腑主要在肺、胃、肾，其病机主要在于阴津亏损，燥热偏胜，而以阴虚为本，燥热为标，两者互为因果。

【辨证】

上消证：口干舌燥，烦渴多饮，舌尖红，苔薄黄，脉洪数。

中消证：胃中嘈杂，多食善饥，烦热，汗多，形体消瘦，大便干结，小便量多、浑黄，苔黄而燥，脉滑数。

下消证：小便频数、量多、浑浊，渴而多饮，头晕，视物模糊，颧红，虚烦，多梦，遗精，腰膝酸软，皮肤干燥，全身瘙痒，舌红，少苔，脉细数。

阴阳两虚：小便频数，浑浊如膏，面色黧黑、憔悴，耳轮焦干，腰膝酸软，四肢乏力欠温，性欲减退，舌干，苔白，脉沉细无力。

【针刺疗法】

治法：上消清热润肺、生津止渴，中消清胃泻火、和中养阴，均只针不灸，泻法或平补平泻；下消滋阴益肾、培元固本，阴阳两虚者益肾固摄、阴阳双补，均以针为主，酌情加灸，补法。

处方：以相应背俞穴为主。

　　主穴：巨阙、肺俞、脾俞、胃俞、肾俞、肝俞、胃脘下俞、足三里、三阴交、太溪。

　　配穴：上消加太渊、少府泻心火以清肺热；中消加中脘、内庭清降胃火；下消加太冲、照海滋肝肾之阴；阴阳两虚加阴谷、气海、命门补肾阴肾阳；心悸加内关、心俞；不寐加神门、百会宁心安神；视物模糊加太冲、光明清肝明目；肌肤瘙痒加风市、血海、蠡沟凉血润燥；手足麻木加八邪、八风通经活络；肚子鼓胀加中极、水道祛湿利水。

无极保养灸疗法

　　取穴：无极保养灸基础穴加身柱、次髎、左阳池、太溪、至阳、肝俞、脾俞、肾俞、京门、左期门、左梁门、地机等穴。前 10 天灸 3 壮（半粒米大小），热感减轻后加至 5 壮，坚持每日灸 1 次。口渴重者加太溪；女性患者加三阴交；手脚冰凉者加涌泉；干渴者加太溪或水泉。

　　注意：消渴患者多虚，施灸部位容易化脓，灸量必须从少到多，由 3 壮慢慢增加到 5 壮。

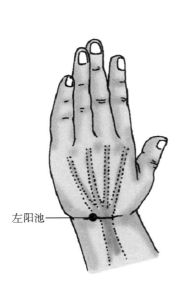

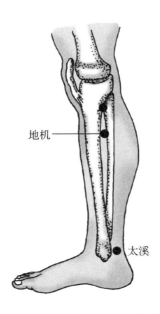

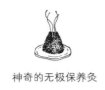
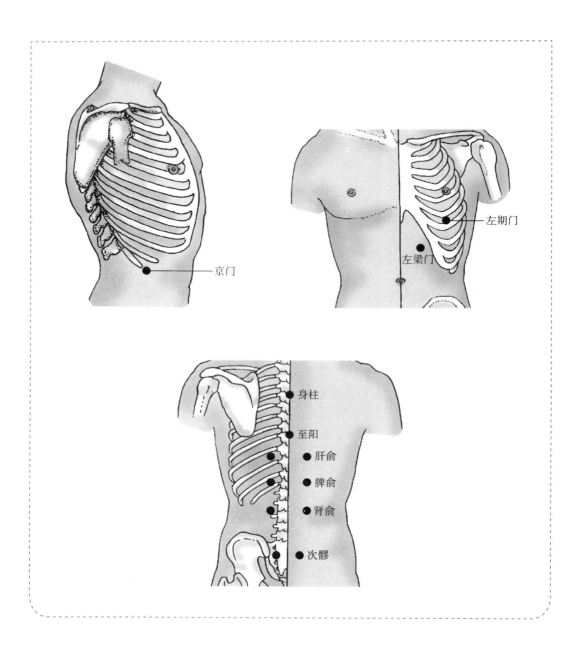

京门

左期门

左梁门

身柱

至阳

肝俞

脾俞

肾俞

次髎

胸　痹

胸痹是由于正气亏虚，痰浊、瘀血、气滞、寒凝，引起心脉痹阻不畅，临床以膻中或左胸膺部发作性憋闷、疼痛，甚则胸痛彻背、短气、喘息不得卧为主症的一种病证。

西医学相关疾病：冠状动脉粥样硬化性心脏病、慢性气管炎、肺气肿等。

【病因病机】

多因寒邪内侵，饮食不当，情志失调，年老体虚，而致心脉痹阻，表现为本虚标实。

【辨证】

虚寒证：胸闷气短，甚则胸痛彻背，心悸，汗出，畏寒，肢冷，腰酸，乏力，面色苍白，唇甲淡白或青紫，舌淡白或白腻，脉沉迟。

痰浊证：胸闷如窒而痛，或痛引肩背，气短喘促，咳嗽痰多，苔浊腻，脉滑。

瘀血证：胸闷，胸痛如针刺，痛有定处，舌质紫暗或有瘀斑、瘀点，脉涩。

【针刺治疗】

1. 虚寒证

治法：助阳散寒。

处方：取背俞穴、手少阴经穴、手厥阴经穴。

主穴：心俞、厥阴俞、内关、通里。

配穴：恶寒加风门、肺俞；肢冷加气海、关元。

2. 痰浊证

治法：通阳化浊。

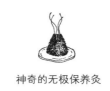
处方：取任脉、手厥阴经、手太阴经和足阳明经穴。

主穴：巨阙、膻中、郄门、太渊、丰隆。

配穴：背痛加肺俞、心俞；短气加气海俞、肾俞。

3. 瘀血证

治法：活血化瘀。

处方：取募俞穴、任脉穴、手少阴经穴。

主穴：膻中、巨阙、膈俞、阴郄、心俞。

配穴：唇舌发绀可取少商、少冲、中冲点刺出血。

无极保养灸疗法

取穴：无极保养灸基础穴加肩外俞、至阳、肝俞、肾俞，每日各灸5壮，持续施灸，单灸天宗有效。此法还可预防中风。

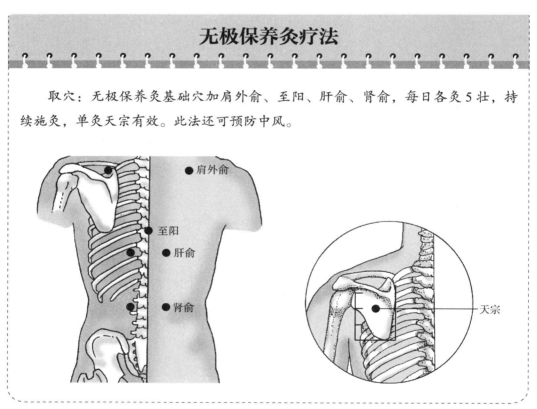

附：胸背痛（心脏手术后）

胸背痛（心脏手术后）的调理方法：取肩外俞、至阳、心俞、膈俞、天髎、膏肓、天宗、秉风、膻中、气海、关元、足三里、曲池等穴，针灸并用。

惊　悸

惊悸又名心悸、怔忡，以心中悸动、胸闷心慌、善惊易恐为主症。

西医学相关疾病：风湿性心脏病、冠状动脉粥样硬化性心脏病、肺源性心脏病、神经官能症等。

【病因病机】

平素心气怯弱，或久病心血不足；饮食伤脾，湿盛生痰；思虑烦劳，气郁化火；久患痹证，风寒湿热之邪内侵于心，心脉痹阻，气滞血瘀。

【辨证】

气虚心悸证：心脏悸动不宁，难以自主，善惊易恐，短气，手心多汗，神倦，不易入睡，静卧休息，症状可自动减轻，舌苔薄白，脉细数。

血虚心悸证：心悸不宁，思虑劳累尤甚，面色少华，头晕目眩，短气，舌质淡红，脉细数。若心中烦热，少寐多梦，口干，耳鸣，面赤升火，舌尖深红，脉细数，则为阴虚火旺。

痰火心悸证：心悸时发时止，烦躁不宁，胸闷，头晕，失眠多梦，容易惊醒，口苦，咳嗽，咯痰稠黏，小便黄，大便不爽，舌苔黄腻，脉滑数。

血瘀心悸证：心悸持续多年，日渐加重。动则气喘，或有阵发性胸痛，面色黄瘦，唇色紫暗，脉象细涩结代。甚至心阳不振，怔忡不已，形寒肢冷，咳喘不能平卧，冷汗，浮肿，脉微欲绝。

【针刺治疗】

1. 气虚心悸证

治法：益气安神。

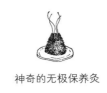

处方：取手少阴经、手厥阴经穴及俞募穴。

主穴：心俞、巨阙、间使、神门。

配穴：善惊加大陵；多汗加膏肓。

2. 血虚心悸证

治法：养血定悸。

处方：取手少阴经、足阳明经穴及背俞穴。

主穴：膈俞、脾俞、通里、神堂、足三里。

配穴：烦热加劳宫；耳鸣加中渚；虚火面赤加太溪。

3. 痰火心悸证

治法：清火化痰。

处方：取手少阴经、足阳明经穴。

主穴：灵道、郄门、肺俞、尺泽、丰隆。

配穴：失眠加厉兑；便秘加大肠俞。

4. 瘀血心悸证

治法：活血强心。

处方：取手少阴经、手厥阴经、足太阴经、任脉穴。

主穴：曲泽、少海、气海、血海。

配穴：脉微欲绝加内关、太渊；浮肿加水分。

无极保养灸疗法

取穴：无极保养灸基础穴加天髎、天宗、身柱、心俞、至阳、肾俞、膻中、巨阙，持续施灸。因为是心脏问题，前胸选用膻中、巨阙，后背选用身柱、心俞、至阳，促进心脏的气血循环，强化心脏功能。灸巨阙和至阳可补心气，防止卫气上逆。心脏不好会出现左侧肩膀痛，故灸天髎、天宗。治心常与补肾同时进行，水火不能分开，所以灸肾俞和关元以补肾。

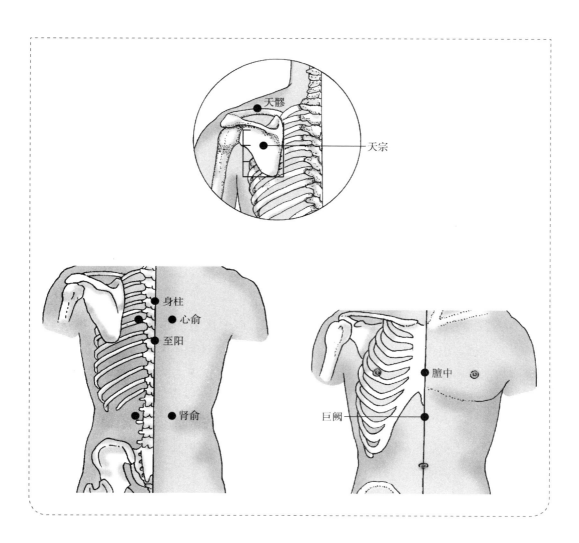

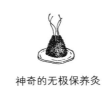

不　寐

不寐，又称"失眠"。轻易不易入睡，或入睡并不困难，但易于醒觉。重症通宵达旦不能成寐，以致变证丛生。

西医学相关疾病：神经衰弱等。

【病因病机】

本病多因思虑忧愁，操劳过度，损伤心脾，气血虚弱，心神失养。或因房劳伤肾，肾阴亏损，阴虚火旺，心肾不交。或因饮食所伤，脾胃不和，湿盛生痰，痰郁生热，痰热上扰心神。或因抑郁恼怒，肝火上扰，心神不宁等。

【辨证】

心脾两虚证：夜来不易入寐，寐则多梦易醒，心悸，健忘，容易出汗，面色少华，精神疲惫，脘痞，便溏，舌质淡，苔薄白，脉细弱。

阴虚火旺证：虚烦不寐，或稍寐即醒，手足心热，惊悸，出汗，口干舌燥，头晕耳鸣，健忘，遗精，腰酸，舌质红，脉细数。

胃腑不和证：睡眠不实，心中懊恼，脘痞，噫气，头晕目眩，甚则呕哕痰涎，舌苔黄腻，脉滑或弦。

肝火上扰证：头晕而痛，不能入眠，多烦易怒，目赤耳鸣，或伴有胁痛，口苦，舌苔薄黄，脉弦数。

【针刺治疗】

1. 心脾两虚证

治法：补气养血。

处方：取手少阴经、足太阴经穴和背俞穴。

主穴：脾俞、心俞、神门、三阴交、巨阙。

配穴：多梦加神门、魄户；健忘加志室、百会。

2. 阴虚火旺证

治法：滋阴降火。

处方：取手足少阴经、手足厥阴经穴。

主穴：大陵、太溪、神门、太冲。

配穴：眩晕加风池；耳鸣加听宫；遗精加志室。

3. 胃腑不和证

治法：化痰和胃。

处方：取任脉、足阳明经、足太阴经穴。

主穴：中脘、丰隆、厉兑、隐白。

配穴：懊恼、呕恶加内关；头晕加印堂、合谷；脾胃不和加梁门。

4. 肝火上扰证

治法：平肝降火。

处方：取足少阳经、足厥阴经、手少阴经穴。

主穴：行间、足窍阴、风池、神门。

配穴：耳鸣加翳风、中渚；目赤加太阳、阳溪；肝气郁结加太冲、气门、肝俞；皮肤瘙痒加筑宾、肺俞、肩髃、血海。

无极保养灸疗法

取穴：无极保养灸基础穴加完骨、天柱、肝俞、肾俞、巨阙。开始各灸3壮，再逐渐增加到5壮，治疗2～3周。失眠多因肝经和心经兴奋，为了抑制肝经兴奋，灸头顶的百会穴，有调节肝经的作用。若心神失养，灸心俞、巨阙（心的募穴）、足三里（引气下行）、天柱、完骨（有安神作用）。若全身气血循环不佳，灸足三里、中脘、关元、肾俞，调整全身气血。

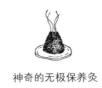

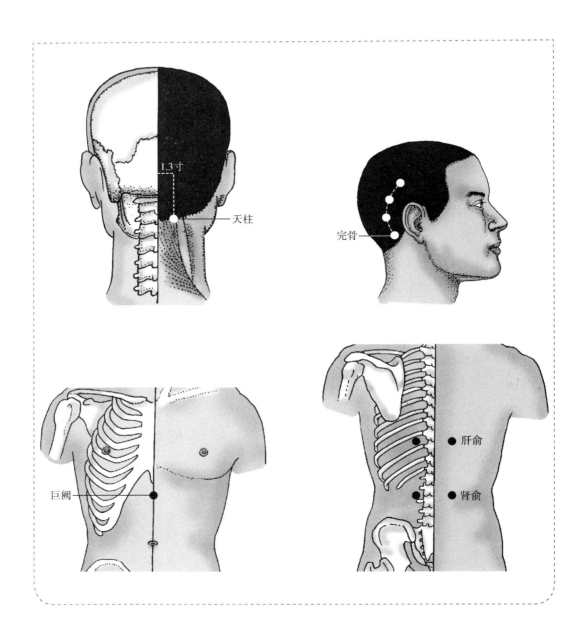

癫 狂

癫狂是一种精神失常疾病，系由七情内伤，饮食失节，禀赋不足，致痰气郁结，或痰火暴亢，使脏气不平，阴阳失调，闭塞心窍，神机逆乱。

西医学相关疾病：精神分裂症、狂躁型/抑郁型精神病、更年期综合征等。

【病因病机】

本病的病位在心，与肝、胆、脾关系密切。癫证发病较缓，多因积忧久虑，或脾气郁积，痰浊内生，蒙蔽心神，致神志错乱而成癫证。狂证发病较急，多由痰火素盛，复因暴怒急躁，肝阳夹痰火上扰神明，致精神失常而成狂证。

【辨证】

痰气郁结：精神抑郁，神志呆钝，胸闷叹息，忧虑多疑，自语或不语，不思饮食，舌苔薄白而腻，脉弦细或弦滑。

气虚痰凝：精神抑郁，淡漠少语，甚则目瞪若呆，妄闻妄见，面色萎黄，大便稀溏，小便清长，舌胖而淡，苔白腻，脉滑或脉弱。

心脾两虚：神志恍惚，言语错乱，心悸易惊，善悲欲哭，夜寐不安，食少倦怠，舌淡，苔白，脉细弱。

阴虚火旺：神志恍惚，多言善惊，心烦易躁，不寐，形瘦面红，口干，舌红，少苔或无苔，脉细数。

【针刺治疗】

治法：涤痰开窍，养心安神。心脾两虚者针灸并用，补法；痰气郁结、气虚痰凝、阴虚火旺者以针刺为主，泻法或平补平泻。

处方：以任脉、督脉、足阳明经、手厥阴经、手少阴经穴为主。

主穴：脾俞、丰隆、心俞、神门。

配穴：痰气郁结加中脘、太冲调气解郁；气虚痰凝加足三里、中脘益气健脾；心脾两虚加足三里、三阴交健脾养心、益气安神；阴虚火旺加肾俞、太溪、大陵、三阴交滋阴降火。

无极保养灸疗法

取穴：无极保养灸基础穴加天柱、风池、天髎、身柱、心俞、至阳、肝俞、肾俞、膻中。灸以上穴位，可缓解意识不清、头痛等轻微症状，但发作频繁和严重者要坚持施灸几年。灸疗后，发作的间隔时间变长，几日或几个月发作一次，然后逐渐消失。

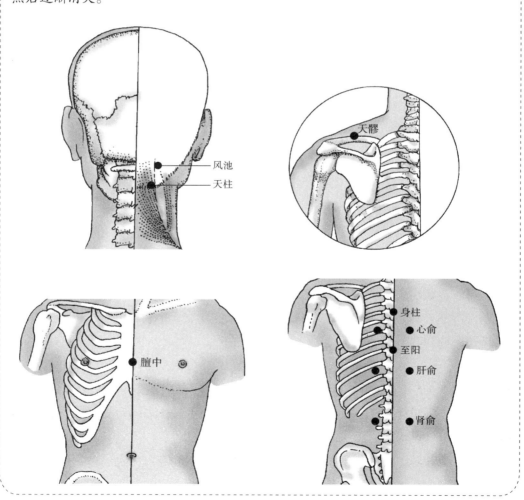

痫 证

痫证是一种反复发作性神志异常的病证，亦称"癫痫"，俗称"羊痫风"。

【病因病机】

多因骤受惊恐，先天禀赋不足，脑部外伤，感受外邪，饮食所伤等，致使脏腑功能失调，风痰闭阻，痰火内盛，心脾两亏，心肾亏虚，造成清窍被蒙，神机受累，元神失控而引发痫证。与心、肝、脾、肾相关，主要责之于心、肝。

【辨证】

1. **实证** 多见于痫证初期，猝然昏倒，不省人事，牙关紧闭，口吐白沫，角弓反张，筋急抽搐，或有吼叫声，发作后肢体酸痛疲乏，略加休息即可恢复正常。

痰火扰神：猝然仆倒，不省人事，四肢强痉拘挛，口中有声，口吐白沫，烦躁不安，气高息粗，痰鸣辘辘，口臭便干，舌质红或暗红，苔黄腻，脉弦滑。

风痰闭窍：猝然昏仆，目睛上视，口吐白沫，手足抽搐，喉中痰鸣，苔白腻，脉滑。

血瘀阻络：既往有脑外伤或产伤史，发作时猝然昏仆，抽搐，或仅见口角、眼角、肢体抽搐，颜面口唇青紫，舌质紫暗或有瘀点，脉弦或涩。

2. **虚证** 多见于痫证后期，发作次数频繁，抽搐强度减弱，苏醒后精神萎靡，表情痴呆，智力减退。

血虚风动：猝然仆倒，面部烘热，或两目瞪视，或局限性抽搐（四肢抽搐无力、手足蠕动），二便自遗，舌淡，少苔，脉细弱。

心脾两虚：久发不愈，猝然昏仆，或仅见头部低垂，四肢无力。伴面色苍白，口吐白沫，四肢抽搐无力，口噤目闭，二便自遗。舌淡，苔白，脉弱。

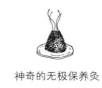

肝肾阴虚：猝然昏仆，或手足蠕动，四肢逆冷，语謇，健忘失眠，腰膝酸软，舌质红绛，少苔或无苔，脉弦细数。

【针刺治疗】

治法：豁痰开窍，息风止痛。实证只针不灸，泻法；虚证以针刺为主，平补平泻。

处方：以督脉穴为主。

主穴：人中、长强、筋缩、鸠尾、丰隆、阳陵泉。

配穴：痰火扰神加行间、内关、合谷豁痰开窍、清泻肝火；风痰闭窍加本神、风池、太冲平肝息风、豁痰开窍；血瘀阻络加百会、太阳、膈俞活血通络、醒神止搐；血虚风动加血海、三阴交养血柔筋、息风止搐；心脾两虚加心俞、脾俞补益心脾、益气养血；肝肾阴虚加肝俞、肾俞、太溪补益肝肾、潜阳安神；夜间发作加照海，白昼发作加申脉，通调阴阳；眩晕加合谷、百会祛风通窍。

无极保养灸疗法

取穴：无极保养灸基础穴加天柱、风池、天髎、身柱、心俞、至阳、肝俞、肾俞、膻中。灸以上穴位，可缓解意识不清、头痛等轻微症状，但发作频繁和严重者要坚持施灸几年。灸疗后，发作的间隔时间变长，几日或几个月发作一次，然后逐渐消失。

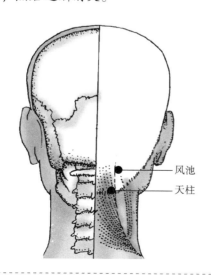

风池
天柱

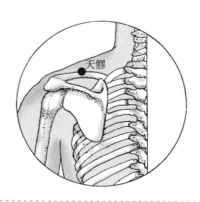

天髎

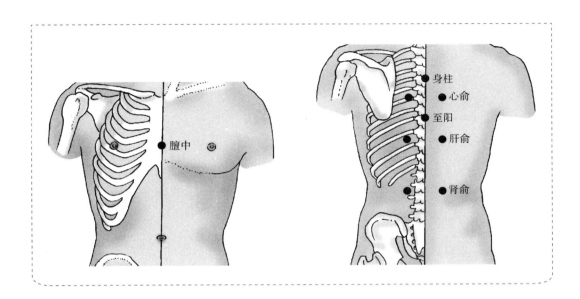

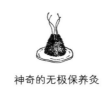

郁 证

郁证是由情志忧郁，气滞不畅所致。郁证包括的病症很多，本节以"梅核气""脏躁"为限。

【病因病机】

郁证的成因，多由郁怒伤肝，思虑伤脾所致。肝气郁结则化火，脾气郁滞则生湿，湿火相兼，炼而成痰，痰气结于咽喉，自觉有异物感，如有梅核梗阻之状，称为"梅核气"。郁证日久，心情抑郁，饮食减少，气血生化之源不足，可引起脾气虚弱或肾阴亏耗等病理变化。脾气虚则不能为胃行其津液，肾阴虚则不能上济心火，虚火妄动，以致心神不宁，而成悲怒无常的"脏躁"。

【辨证】

梅核气：情绪抑郁，胸闷，噫气，咽中不适如有物阻，吞之不下，咯之不出，但饮食吞咽并不困难。多疑虑，善太息，苔薄白腻，脉弦或滑。

脏躁：精神恍惚不宁，情感失常，时时悲泣，喜怒无常，每因精神激惹发作，苔薄，脉细。如兼脘痞食少，心悸，不寐，神倦，面色少华，舌质淡，脉细缓，为心脾两虚。如兼眩晕，耳鸣，面色泛红，手足心热多汗，腰酸，健忘，虚烦不寐，舌质红，少苔，脉细数，为心肾阴虚。

【针刺治疗】

1. 梅核气

治法：疏肝解郁，清火化痰。

处方：取任脉、足厥阴经、足阳明经、手太阴经、手少阴经穴。

主穴：太冲、膻中、丰隆、鱼际、神门。

配穴：咽喉干痛加天鼎、商阳；失眠加厉兑。

2. 脏躁

治法：滋阴益气，养心安神。

处方：取背俞穴、手厥阴经穴、足太阴经穴。

主穴：膈俞、肾俞、心俞、内关、三阴交。

配穴：神志朦胧加人中、中冲；四肢震颤加太冲、阳陵泉；木僵加百会、大陵；口噤加合谷、颊车；呃逆加中脘、足三里；失语加通里；耳聋加听会、中渚。

无极保养灸疗法

　　取穴：无极保养灸基础穴加囟会、天柱、身柱、神道、灵台、心俞、肝俞、肾俞、神门，各灸 3～5 壮。郁证患者首先要解开心扉。心主神明，开心明智，则精神清醒。缓解神经紧张取百会、天柱、神道、灵台、心俞、神门。肝主魂，肾主志，取肝俞和肾俞，可缓解精神紧张。躯体疾病始于人心，心的问题可表现于外。

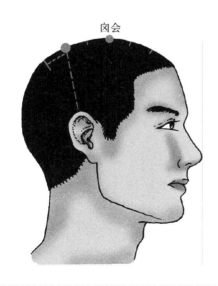

囟会

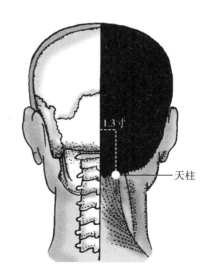

1.3寸

天柱

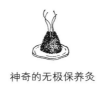

神奇的无极保养灸

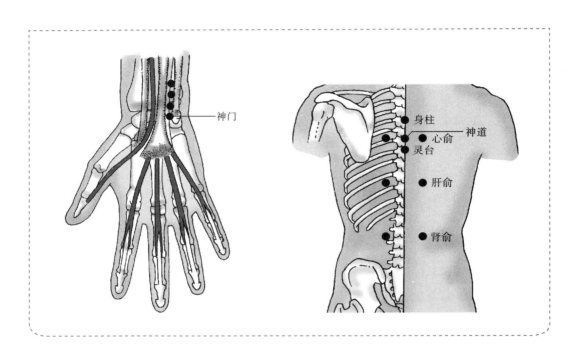

神门

身柱
心俞 ——神道
灵台
肝俞
肾俞

淋 证

淋证是因肾、膀胱气化失司，水道不利而致的以小便频急、淋漓不尽、尿道涩痛、小腹拘急、痛引腰腹为主要临床表现的一类病证。

西医学相关疾病：急慢性尿路感染、结石、结核、急慢性前列腺炎、乳糜尿等。

【病因病机】

由于膀胱湿热，脾肾亏虚，肝郁气滞，湿热蕴结下焦，导致膀胱气化不利。

【辨证】

热淋：小便频急，灼热刺痛，尿色黄赤，小腹拘急胀痛，或有恶寒发热，口苦呕恶，苔黄腻，脉滑数。

石淋：小便艰涩，尿中夹有砂石，或排尿时突然中断，尿道窘迫疼痛，少腹拘急，或腰腹绞痛难忍，尿中带血，舌红，少苔，脉弦细。

血淋：小便热涩刺痛，尿色深红或夹有血块，伴发热、心烦口渴、大便秘结，舌红，苔黄，脉弦或涩。

气淋：小便涩滞，淋漓不畅，少腹胀痛，苔薄白，脉沉弦。

膏淋：小便浑浊如米泔水，置之沉淀如絮状，上有浮油如脂，或夹有凝块，或混有血液，尿道热涩疼痛，舌红，苔黄腻，脉濡数。

劳淋：小便赤涩不甚，但淋漓不已，时作时止，遇劳即发，腰膝酸软，神疲乏力，舌淡，脉虚弱。

【针刺治疗】

治法：清热化湿，利水通淋，健脾益肾，通调气机。以针刺为主，虚补实泻。

处方：以足太阴经穴和膀胱的俞募穴为主。

主穴：中极、膀胱俞、三阴交、阴陵泉。

配穴：热淋加行间泻热通淋；石淋加秩边透水道、委阳通淋排石；气淋加肝俞、太冲疏肝理气；血淋加血海、膈俞凉血止血；膏淋加气海、足三里分清泌浊；劳淋加脾俞、肾俞、关元、足三里补益脾肾、益气通淋。

无极保养灸疗法

取穴：无极保养灸基础穴加天枢、肾俞、膀胱俞、三阴交、大赫、曲骨、次髎、前谷、太溪、曲泉、大敦。灸几壮"三阴交下1寸"，效果显著。若未痊愈，女性灸会阴，男性灸尿道后部黄豆大小的部位，灸5～7壮。1周后若未痊愈，再灸一次。久病需要长期坚持施灸。淋病出脓，灸"三阴交下1寸"。睾丸炎，灸志室、身柱、膈俞、肝俞、筋缩、脾俞、肾俞、小肠俞、次髎、中极、左阳池、曲泉、太溪。

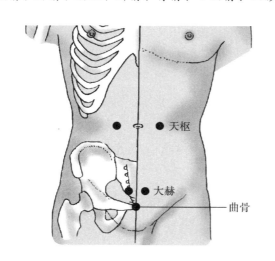

天枢　大赫　曲骨

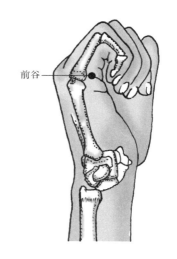

前谷

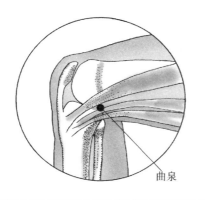

曲泉

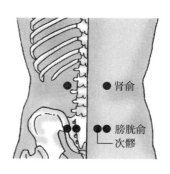

肾俞　膀胱俞　次髎

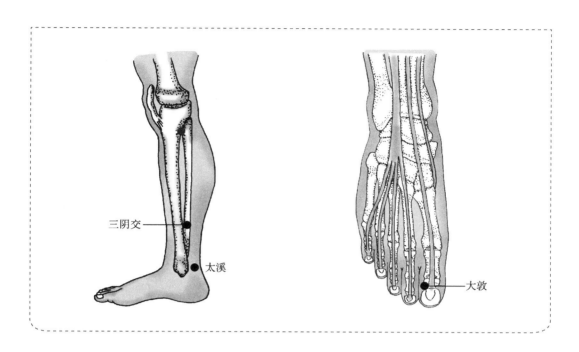

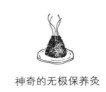

癃 闭

癃闭，是由于肾和膀胱气化失司导致的，以排尿困难，全日总尿量明显减少，小便点滴而出，甚则闭塞不通为临床特征的一种病证。其中以小便不利，点滴而短少，病势较缓者称为"癃"；以小便闭塞，点滴全无，病热较急者称为"闭"。癃和闭虽有区别，但都是指排尿困难，只是轻重程度不同，因此多合称为"癃闭"。

【病因病机】

肾元亏虚，年老体弱或久病体虚，肾阳不足，命门火衰，气不化水，此为虚证；湿热蕴结，过食辛辣肥腻，酿湿生热，湿热不解，下注膀胱，或湿热素盛，肾热下移膀胱，或下阴不洁，湿热侵袭，膀胱湿热阻滞，此为实证。

【辨证】

虚证：小便不通或点滴不爽，排出无力，面色㿠白，神气怯弱，畏寒怕冷，腰膝冷而酸软无力，舌淡，苔薄白，脉沉细而弱。

实证：小便点滴不通，或量少而短赤灼热，小腹胀满，口苦口黏，或口渴不欲饮，或大便不畅，舌质红，苔根黄腻，脉数。

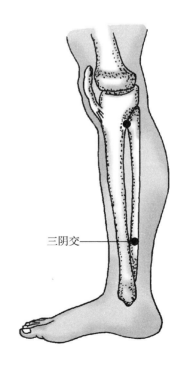
三阴交

【针刺治疗】

1. 虚证

治法：温补脾肾，益气启闭。

处方：以足阳明经、任脉穴为主。

主穴：阴谷、肾俞、三焦俞、气海、委阳、脾俞。

配穴：肛门作坠加次髎；心烦加内关。

2. 实证

治法：清热利湿，行气活血。

处方：取足太阴经、足太阳经、任脉穴为主。

主穴：三阴交、阴陵泉、膀胱俞、中极。

配穴：湿毒上犯加尺泽、少商放血；心烦加内关；神昏加人中、中冲放血。

无极保养灸疗法

取穴：无极保养灸基础穴加三阴交、肾俞、命门、上髎、阴交、水分，各灸5壮。如果效果不明显，取涌泉和中极，施多壮灸。脊柱疾病导致的癃闭，重点灸脊椎部位，效果显著。

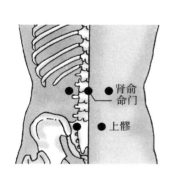
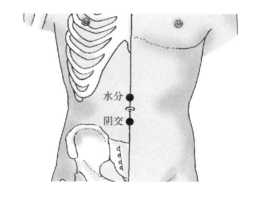

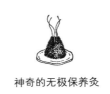
遗　精

遗精有梦遗、滑精之分。因梦而泄称"梦遗"，无梦而泄称"滑精"。
西医学认为与精囊炎、睾丸炎等疾病相关。

【病因病机】

精关不固，精液不藏。

【辨证】

肾虚不固：遗精频作，甚则滑精，面色少华，头晕目眩，耳鸣，腰膝酸软，畏寒肢冷，舌淡，苔薄白，脉沉细而弱。

心脾两虚：遗精常因思虑过多或劳倦而作，心悸怔忡，失眠健忘，面色萎黄，四肢倦怠，食少便溏，舌淡，苔薄，脉细弱。

阴虚火旺：梦中遗精，夜寐不宁，头昏头晕，耳鸣目眩，心悸易惊，神疲乏力，尿少色黄，舌尖红，苔少，脉细数。

湿热下注：梦中遗精频作，尿后有精液外流，小便短黄混浊且热涩不爽，口苦烦渴，舌红，苔黄腻，脉滑数。

【针刺治疗】

治法：肾虚不固、心脾两虚者益气养血、补虚固本，针灸并用，补法；阴虚火旺者育阴潜阳、护肾摄精，只针不灸，补法或平补平泻；湿热下注者清热利湿、调气固精，只针不灸，泻法。

处方：以任脉、足太阳经穴为主。

主穴：会阴、关元、肾俞、次髎、三阴交。

配穴：肾虚不固加志室、太溪补肾固精；心脾两虚加心俞、脾俞养心健脾；阴虚火旺加太溪、神门滋阴降火；湿热下注加中极、阴陵泉清利湿热。

无极保养灸疗法

取穴：无极保养灸基础穴加大敦、肝俞、肾俞、上髎，各灸 3 ～ 5 壮。肝经的大敦是治疗生殖系统疾病的要穴，可重点灸。

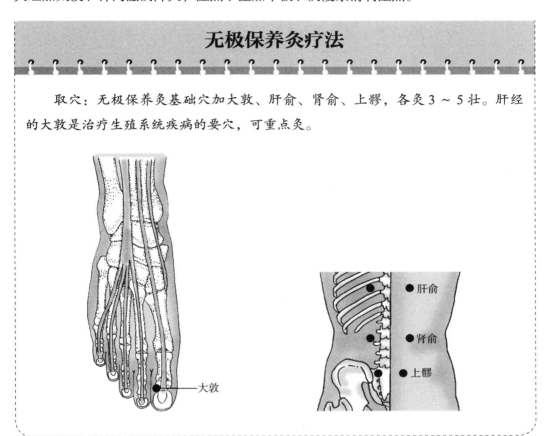

大敦

●肝俞

●肾俞

●上髎

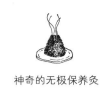

阳　痿

阳痿，是指青壮年男子，由于虚损、情志失调或湿热下注等原因，致使宗筋弛纵，引起阴茎痿软不举，或临房举而不坚，影响正常性生活的病症。

【病因病机】

本病多因纵欲过度，久犯手淫，或思虑过度，或湿热下注所致。

【辨证】

虚证：阴茎勃起困难，时时滑精，头晕，耳鸣，心悸短气，面色㿠白，精神不振，腰膝酸软，畏寒肢冷，舌淡白，脉细弱。

实证：阴茎虽能勃起，但时间短暂，多早泄，阴囊潮湿、臊臭，小便短赤，舌苔黄腻，脉象濡数。

【针刺治疗】

本病以温补肾阳为主，清湿热为辅。常用穴：肾俞、关元、阴陵泉、足三里、八髎、百会等。

无极保养灸疗法

取穴：无极保养灸基础穴加肝俞、肾俞、志室、肓俞、阴交、上髎、中髎，持续施灸。

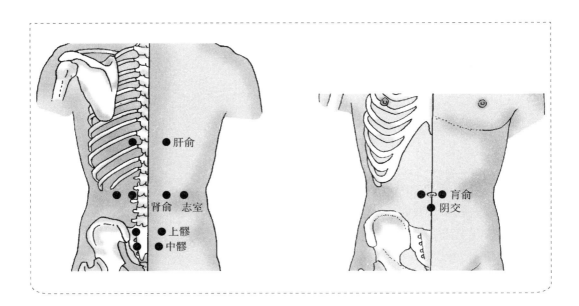

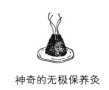

神奇的无极保养灸

疝 气

疝气，泛指睾丸、阴囊、少腹肿大疼痛而言。腹痛控睾，形寒肢冷，痛甚欲绝，为寒疝；睾丸肿大，硬痛积液，阴囊红肿热痛，为热疝；小肠脱入阴囊，为狐疝。

西医学相关疾病：精索扭转和丝虫病发作。

【病因病机】

寒疝，多因坐卧湿地或经受雨淋风冷所致；热疝多因寒湿之邪蕴结化热，或肝脾二经湿热下注所致；狐疝多因强力负重，劳累过度，络脉受损，气虚下陷所致。

【辨证】

寒疝：少腹睾丸牵掣绞痛，甚则上攻胸胁，痛甚欲绝，形寒肢冷，面色苍白，苔白舌淡，脉弦紧或沉伏。

热疝：睾丸胀痛，阴囊红肿灼热，患部拒按，伴有恶寒发热，小便短赤，口中黏腻，舌苔腐厚黄腻，脉象濡数。

狐疝：少腹部与阴囊牵连坠胀疼痛，甚则控引睾丸，立则下坠，卧则入腹。

【针刺治疗】

1. **寒疝**

治法：温化寒湿，疏通经脉。

处方：取任脉、足厥阴经穴。

主穴：期门、大敦、气海。

配穴：厥逆加灸神阙、足三里。

2. **热疝**

治法：清热化湿，消肿散结。

处方：取足三阴经穴。

138

主穴：大敦、照海、阴陵泉。

配穴：少腹胀痛加大巨、关元；恶寒身热加合谷、外关。

3. 狐疝

治法：补气升陷，止痛。

处方：取任脉、足阳明经穴为主。

主穴：归来、关元、三角灸。

配穴：食少、疲乏加足三里、中脘。

无极保养灸疗法

取穴：无极保养灸基础穴加天枢、筋缩、命门、阿是穴。长期施灸可防止嵌顿。疝气若因气滞所致，灸阳池、中脘。

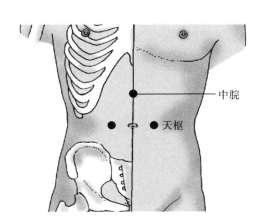
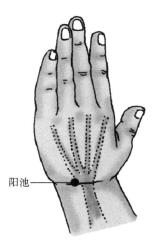
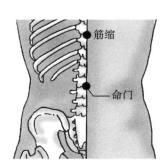

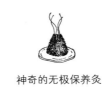
遗 尿

年满5周岁以上，具有正常排尿功能的小儿，在睡眠中小便不能自行控制，称"遗尿"。轻者几天一次，重者每夜1～2次或更多。

西医学相关疾病：泌尿系统异常。

【病因病机】

多由于禀赋不足，病后体虚，导致肾气不足，下元虚冷，或病后脾肺气虚，水道制约无权。

【辨证】

肾阳不足：面色㿠白，精神疲乏，肢冷畏寒，智力迟钝，腰腿发力，舌淡，脉沉细。

肺脾气虚：劳累后加重，面白，气短，食欲不振，大便溏泻，舌淡，脉细无力。

【针刺治疗】

治法：健脾益气，温肾固摄。

处方：以任脉、足太阴经穴及相应背俞穴为主。

主穴：关元、中极、膀胱俞、三阴交。

配穴：肾阳虚加肾俞、命门；肺脾气虚加肺俞、脾俞、足三里；夜梦多加百会、神门。

无极保养灸疗法

取穴：无极保养灸基础穴加身柱、肝俞、肾俞、命门、上髎、左肓俞，各灸 5 壮。肾阳虚者需长期施灸。

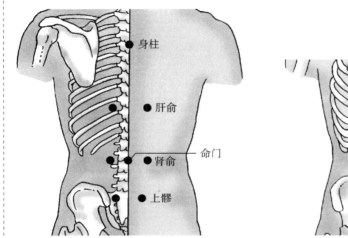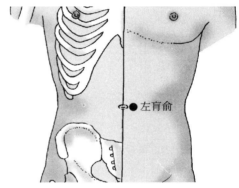

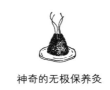

头　痛

头痛是患者自觉头部疼痛的一类病证，可见于多种急慢性疾病，如脑部病变，眼、口、鼻等头面部病变，以及许多全身性疾病。

【病因病机】

本病多与恼怒、紧张、风火、痰浊有关。情志不遂，肝失疏泄，郁而化火；或恼怒急躁，肝阳上亢，风火循肝胆经脉上冲头部；或体内素有痰湿，随肝阳上冲而循经走窜，留滞于头部少阳经脉，使经络痹阻不通，故暴痛骤起。

【辨证】

阳明头痛：前额痛，包括眉棱骨痛，或因眼（如青光眼）、鼻（如鼻窦炎）、上牙病引起的疼痛。

少阳头痛：偏头痛，包括耳病引起的疼痛。

太阳头痛：后枕痛，包括落枕、颈椎病引起的疼痛。

厥阴头痛：巅顶痛，包括高血压引起的疼痛。

偏正头痛：指前额及两侧头部的疼痛。

【针刺治疗】

治法：疏经活络，通行气血。以针为主，虚补实泻。

处方：以局部取穴为主，配合循经远端取穴。

主穴：①阳明头痛：印堂、上星、阳白、攒竹透鱼腰及丝竹空、合谷、内庭。②少阳头痛：太阳、丝竹空、角孙、率谷、风池、外关、足临泣。③太阳头痛：天柱、风池、后溪、申脉、昆仑、风池。④厥阴头痛：百会、通天、太冲、行间、太溪、涌泉、合谷、肾俞。⑤偏正头痛：印堂、太阳、头维、阳白、合谷、内庭、外关、足临泣。⑥全头痛：百会、印堂、太阳、头维、阳白、合谷、风池、外关。

配穴：外感风邪加风池、风门，风寒加灸大椎，风热针泻曲池，风湿针泻三阴交，宣散风邪、清利头目；痰浊上扰加丰隆、足三里，化痰降浊、通络止痛；气滞血瘀加合谷、太冲、膈俞，行气活血、化瘀止痛；气血不足加气海、血海、足三里，益气养血、补虚止痛。肝阳上亢，取穴同厥阴头痛。各部头痛均可加阿是穴。肺癌引起的头痛，加针足三里、曲池、中脘、巨阙。

无极保养灸疗法

取穴：①慢性头痛：无极保养灸基础穴加天柱、肾俞，各灸3壮。7～10日之后，灸至5壮，持续治疗2个月，可逐渐痊愈。坚持施灸6个月以上，效果会更好。针灸并用：肺俞、肾俞、对侧合谷、丘墟、足临泣、完骨。②后头痛：灸双侧合谷、中极、天枢、天柱、风池、昆仑、申脉；针复溜。

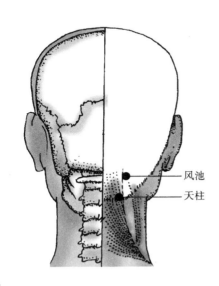

風池
天柱

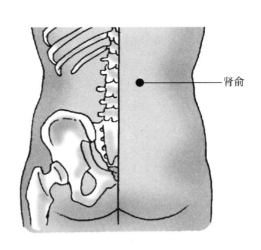

肾俞

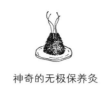

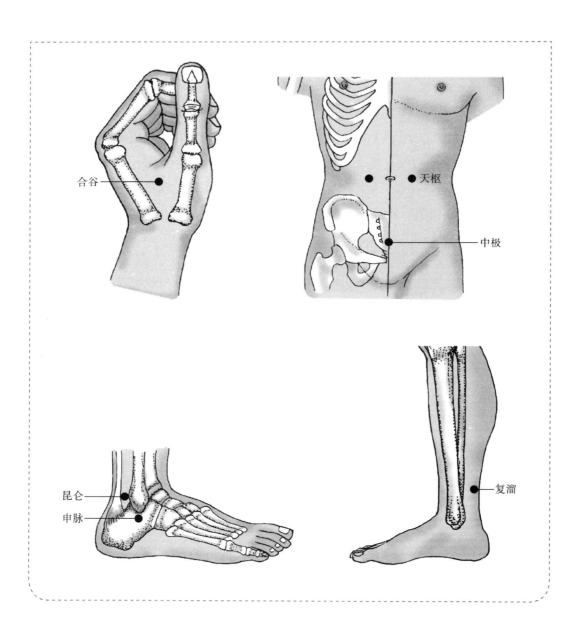

合谷

天枢

中极

昆仑
申脉

复溜

眩　晕

眩晕是自觉头晕眼花、视物旋转动摇的一种症状。

西医学相关疾病：高血压、脑动脉硬化、贫血、神经衰弱、耳源性眩晕、晕动病等。

【病因病机】

多属本虚证或本虚标实之证，多因肝阳上亢、肾精不足、气血亏虚、痰浊内蕴、瘀血阻络所致。各证候之间常可出现转化，或不同证候相兼出现。

【辨证】

风阳上扰：眩晕耳鸣，头目胀痛，烦躁易怒，失眠多梦，面红目赤，口苦，舌红，苔黄，脉弦数。

痰浊上蒙：头重如裹，视物旋转，胸闷恶心，呕吐痰涎，口黏纳差，舌淡，苔白腻，脉弦滑。

气血不足：头晕目眩，面色淡白或萎黄，神倦乏力，心悸少寐，腹胀纳呆，舌淡，苔薄白，脉弱。

肝肾阴虚：眩晕久发不已，视力减退，少寐健忘，心烦口干，耳鸣，神倦乏力，腰酸膝软，舌红，苔薄，脉弦细。

【针刺治疗】

治法：风阳上扰者平肝潜阳、清利头目；痰浊上蒙者健脾除湿、化痰通络；气血不足者补益气血、充髓止晕；肝肾阴虚者补益肝肾、滋阴潜阳。

处方：以头部穴位和足少阳经穴为主。

主穴：百会、风池、头维、太阳、悬钟。

配穴：风阳上扰加行间、太冲、太溪，滋水涵木，平肝潜阳；痰浊上蒙加内关、中脘、丰隆，健脾和中，除湿化痰；气血不足加气海、血海、足三里，补益气血，调理脾胃；肝肾阴虚加肝俞、肾俞、太溪，滋补肝肾，培元固本。

无极保养灸疗法

取穴：无极保养灸基础穴加身柱、膈俞、肝俞、头维，各灸 3～5 壮。轻症单灸百会几次可见效。

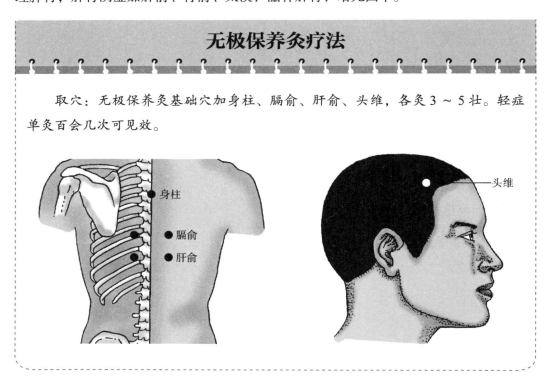

中　风

　　中风是以突然晕倒、不省人事，伴口角㖞斜、语言不利、半身不遂，或不经昏仆仅以口㖞、半身不遂为主症的疾病。

　　西医学相关疾病：脑出血、脑血栓形成、脑栓塞、脑血管痉挛等病或后遗症。

【病因病机】

　　多与风、火、痰、瘀相关。肝肾阴虚，水不涵木，肝风妄动，五志过极，肝阳上亢，引动心火，风火相煽，气血上冲，饮食厚味，痰浊内生，或气虚血瘀。

【辨证】

1. 中经络

　　肝阳暴亢：面红目赤，眩晕头痛，心烦易怒，口苦咽干，舌红或绛，苔黄或燥，脉弦有力。

　　风痰阻络：肢体麻木或手足拘急，头晕目眩，苔白腻或黄腻，脉弦滑。

　　痰热腑实：口黏痰多，腹胀便秘，舌红，苔黄腻或灰黑，脉弦滑大。

　　气虚血瘀：肢体软弱，偏身麻木，手足肿胀，面色淡白，气短乏力，心悸自汗，舌暗，苔白腻，脉细涩。

　　阴虚风动：肢体麻木，心烦失眠，眩晕耳鸣，手足拘挛或蠕动，舌红，苔少，脉细数。

2. 中脏腑

　　闭证：神昏，牙关紧闭，口噤不开，肢体强痉。

　　脱证：面色苍白，瞳神散大，手撒口开，二便失禁，气息短促，多汗腹凉，脉散或微。

【针刺治疗】

1. 中经络

　　治法：疏通经络，行气活血。

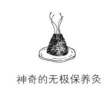
处方：以手厥阴经、督脉、足太阴经穴为主。

主穴：内关、人中、三阴交、极泉、尺泽、委中。

配穴：肝阳暴亢者，加太冲、太溪；风痰阻络者，加丰隆、合谷；痰热腑实者，加曲池、内庭、丰隆；气虚血瘀者，加气海、血海；阴虚风动者，加太溪、风池。

2. 中脏腑

治法：醒脑开窍，启闭固脱。

处方：以手厥阴经、督脉穴为主。

主穴：素髎、百会、内关。

配穴：闭证加十宣、太冲、合谷；脱证加关元、气海、神阙。

针灸"中风七大穴"：百会、曲鬓、肩井、风市、悬钟、足三里、曲池。

无极保养灸疗法

取穴：预防中风，无极保养灸基础穴加肾俞、肝俞，各灸5壮，持续施灸。头部为诸阳之会，灸百会可引阳气下行。背部灸肺俞、肝俞、肾俞，提高肺、肝、肾的功能。各穴相配，可活血化瘀，调节脏腑功能，预防中风。

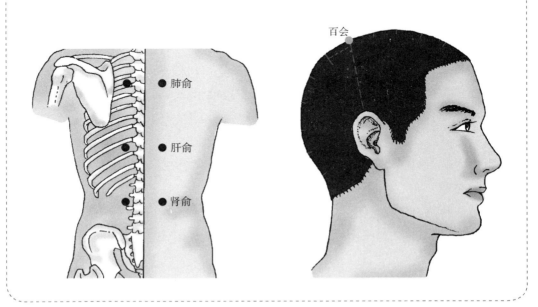

配穴：①头痛：取健侧头部一个软软的或鼓出来的部位（阿是穴），针灸并用。②肢体不利：阳陵泉。③胳膊蜷缩：曲池。④手腕蜷缩：大陵。⑤手指蜷缩：八邪穴。⑥膝盖蜷缩：曲泉。⑦脚踝蜷缩：太溪。⑧语言障碍：廉泉、通里。⑨皮肤麻痹：阿是穴。⑩肝中风，身体摇摆不定：灸身柱、心俞、肝俞、筋缩、脾俞、肾俞、次髎、左阳池、阳陵泉、太溪。

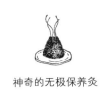
面　痛

面痛，是以眼、面颊部出现放射性、烧灼样抽掣疼痛为主症的疾病，又称"面风痛""面颊痛"。主要表现：面部疼痛突然发作，呈闪电样、刀割样、针刺样、电灼样剧烈疼痛，持续数秒到 2 分钟。发作次数不定，间歇期无症状，痛时面部肌肉抽搐，伴面部潮红、流泪、流涎、流涕等，常因说话、吞咽、刷牙、洗脸、冷刺激、情绪变化等诱发。

西医学相关疾病：三叉神经痛等。

【病因病机】

多因外感邪气、情志不调、外伤所致。

【辨证】

风寒：面部有感受风寒史，遇寒则甚，得热则轻，鼻流清涕，苔白，脉浮。

风热：痛处有灼热感，流涎，目赤流泪，苔薄黄，脉数。

气血瘀滞：有外伤史，或病变日久，情志变化可诱发，舌暗或有瘀斑，脉细涩。

【针刺治疗】

治法：疏通经络，祛风止痛。

处方：以足太阳经、手足阳明经穴为主。

主穴：攒竹、四白、下关、地仓、合谷、太冲、内庭。

配穴：上颌部痛者，加颧髎、迎香；眼部痛者，加丝竹空、阳白、外关；下颌部痛者，加承浆、颊车、翳风、内庭；风寒者，加列缺；风热者，加曲池、尺泽；气血瘀滞者，加太冲、三阴交。

无极保养灸疗法

取穴：无极保养灸基础穴加天柱、风池、大椎、完骨。第一支痛灸头维上3cm处，第二支痛灸悬颅，第三支痛灸曲鬓、正营、完骨，灸7～10壮。面神经麻痹，灸阳陵泉、肝俞、筋缩、手三里（并发疼痛时）、地仓。

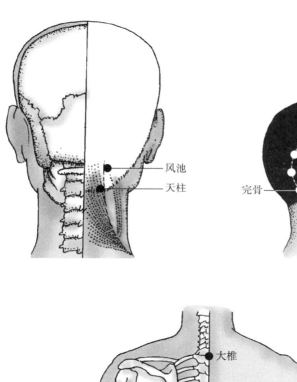

风池
天柱

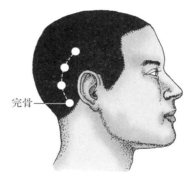

完骨

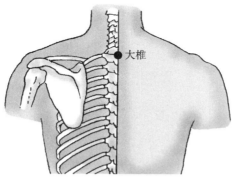

大椎

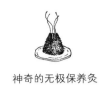

面　瘫

面瘫，是以口眼向一侧㖞斜为主症的病证，又称"口眼㖞斜"。主要表现：一侧表情肌麻痹，额纹消失，眼裂变大，鼻唇沟变浅，口角下垂并㖞向健侧，病侧不能做皱眉、蹙额、闭目、露齿、鼓腮、噘嘴等动作。

西医学相关疾病：周围性面神经麻痹。

【病因病机】

多因正气不足，脉络空虚，卫外不固，或风邪入侵，面部失于濡养所致。

【针刺治疗】

治法：祛风通络，疏调经筋。

处方：以足阳明经穴为主，足太阳经穴为辅。

主穴：攒竹、鱼腰、阳白、颧髎、颊车、地仓、合谷、昆仑。

配穴：风寒证加风池；风热证加曲池；恢复期加足三里；人中沟㖞斜者加人中；沟鼻唇浅者加迎香。

无极保养灸疗法

取穴：全身治疗，无极保养灸基础穴加天髎、身柱、肝俞、肾俞；局部灸患侧风池、完骨、悬颅、肩井，各灸 5 壮。连续治疗 3 天，休息 3 天再灸一次，休息 5 天再灸一次，休息 7 天再灸一次，之后再休息 7 天，单纯面瘫可基本痊愈。

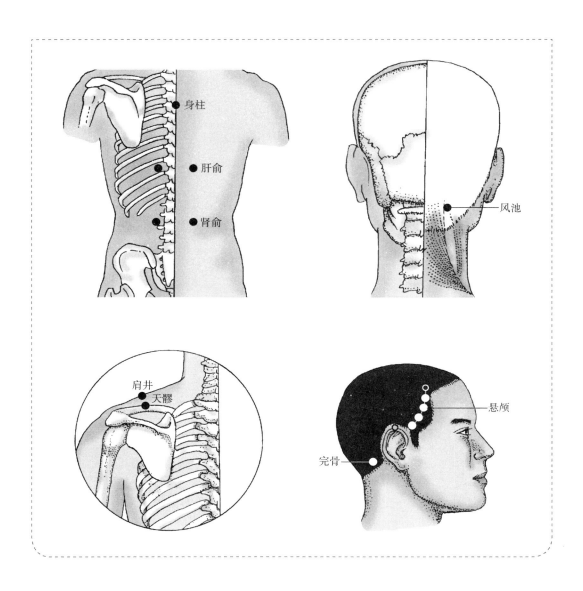

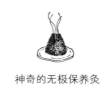

痹　证

痹证，是由风、寒、湿、热等引起的以肢体关节及肌肉酸痛、麻木、重着、屈伸不利，甚或关节肿大、灼热等为主症的一类病证。

西医学相关疾病：风湿性关节炎、类风湿关节炎、骨性关节炎等。

【病因病机】

外感风寒湿热之邪，或人体正气不足，风、寒、湿等邪气侵入机体经络，留于关节，经脉气血闭阻不通，不通则痛。

【辨证】

行痹（风痹）：疼痛游走，痛无定处，时见恶风发热，舌淡，苔薄白。

痛痹（寒痹）：疼痛较剧，痛有定处，遇寒痛增，得热痛减，局部皮色不红，触之不热，苔薄白，脉弦紧。

着痹（湿痹）：肢体关节酸痛，重着不移，或有肿胀，肌肤麻木不仁，阴雨天加重或发作，苔白腻，脉濡缓。

热痹：关节疼痛，局部灼热红肿，痛不可触，关节活动不利，可累及多个关节，伴有发热恶风，口渴烦闷，苔黄燥，脉滑数。

【针刺治疗】

治法：通经活络止痛。行痹兼活血祛风，痛痹兼温经散寒，着痹兼除湿化浊，热痹兼清热消肿。行痹、痛痹、着痹针灸并用，泻法；热痹只针不灸，泻法。

处方：局部取穴，并根据部位循经选穴。

主穴：①肩部：肩髃、肩髎、臑俞。②肘部：曲池、天井、尺泽、少海、小海。③腕部：阳池、外关、阳溪、腕骨。④脊背：大椎、身柱、腰阳关、夹脊穴。⑤髀部：

环跳、居髎、秩边。⑥股部：伏兔、殷门、承扶、风市、阳陵泉。⑦膝部：膝眼、梁丘、阳陵泉、膝阳关。⑧踝部：申脉、照海、昆仑、丘墟。

配穴：行痹加膈俞、血海活血调血，遵"治风先治血，血行风自灭"之义；痛痹加肾俞、关元温补阳气、祛寒外出；着痹加阴陵泉、足三里健脾除湿；热痹加大椎、曲池清泻热毒。各部位均可加阿是穴。

操作：常规针刺。大椎、曲池可点刺出血；肾俞、关元用灸法或温针灸法。

无极保养灸疗法

取穴：无极保养灸基础穴加肝俞、脾俞、肾俞和疼痛部位，各灸5壮，需要长期坚持施灸。无极保养灸基础穴，可调整全身气血阴阳平衡。关节由肌肉和骨组成，所以需要调补主肌肉的肝和主骨的肾。痹证多因湿浊困于关节，故取脾俞以祛湿。女子的子宫内膜炎和男子的淋病是引起关节炎的病根，治疗时加灸小肠俞和次髎，整体调理，效果更好。痛风灸小肠俞。

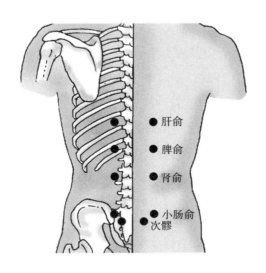

肝俞
脾俞
肾俞
小肠俞
次髎

附：坐骨神经痛

坐骨神经痛是指多种病因所致的沿坐骨神经通路（腰、臀、大腿后侧、小腿后外侧及足外侧）以放射性疼痛为主要特点的综合征。本病多为一侧腰腿部阵发性或持

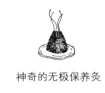

续性疼痛。其主要症状是臀部、大腿后侧、小腿外侧及足部发生烧灼样疼痛，行动时加重。在大肠俞、关元俞、居髎、环跳、合阳、承山、昆仑、涌泉等穴附近有明显压痛。

【病因病机】

因感受风寒湿热之邪，或跌仆闪挫，以致经络受损，气血阻滞，不通则痛。病久则筋肉失养，可出现相应的臀肌、大腿肌、小腿肌轻度萎缩，出现麻木、冷痛或灼热等感觉。

【辨证】

风热证：患肢灼热，遇热则甚。

风寒证：患肢冷痛，遇热则舒。

夹湿证：患肢重着，阴雨天气疼痛剧增。

【针刺治疗】

治法：疏经通络，行气止痛。针灸并用，泻法。

处方：以足太阳经、足少阳经穴为主。

主穴：①足太阳经型：环跳、阳陵泉、秩边、承扶、殷门、委中、承山、昆仑。②足少阳经型：环跳、阳陵泉、风市、膝阳关、阳辅、悬钟、足临泣。

配穴：腰骶部疼痛者，加肾俞、大肠俞、腰阳关、腰夹脊、阿是穴，疏调腰部经络之气；与天气变化有关者，加灸大椎、阿是穴，温经止痛；气滞血瘀者，加膈俞、合谷、太冲，化瘀止痛；肩关节疼痛者，加肾俞、小肠俞、右膈俞、天髎、秉风、尺泽、三阳络。

无极保养灸疗法

取穴：无极保养灸基础穴加天枢、肾俞、腰阳关、腰俞、胞肓、环跳、殷门、承筋。若疼痛是从足背小趾到小腿后外侧的，以第5腰椎和骶骨之间作为原点，在此处上下椎各定一个点，在小腿处取阳陵泉、悬钟、承山、昆仑。若疼痛是从足背小趾到小腿前外侧的，在第 4、5 腰椎间取一个原点，上下各加一点，加灸解溪和中封。若疼痛在小腿前内侧，则在第 3、4 腰椎间取一个原点，上下各加一点，加灸阴陵泉和三阴交。

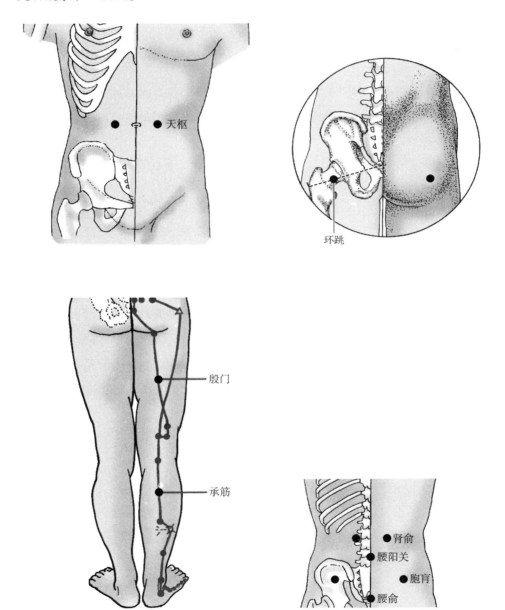

痿 证

痿证是以肢体筋脉弛缓、软弱无力，日久因不能随意运动而致肌肉萎缩的一种病症。轻症运动功能减弱，重症完全不能动弹，渐至肌肉萎缩软瘫。临床上以下肢痿弱较为多见，故称"痿躄"。

西医学相关疾病：运动神经原病、周围神经损伤、急性感染性多发性神经根炎、脑瘫、外伤性截瘫等。

【病因病机】

内因：饮食毒物所伤，久病房劳，跌打损伤，药物损害。

外因：感受温毒，湿热浸淫。

痿证的病变部位在筋脉肌肉，但根于五脏虚损。实则筋脉肌肉受邪，气血运行受阻；虚则气血阴精亏耗，筋脉肌肉失养。急性发病者多邪实，久病多正虚。肺主皮毛，脾主肌肉，肝主筋，肾主骨，心主血脉。五脏病变，皆能致痿，五脏精气耗伤，致使精血津液亏损。而五脏受损，功能失调，气化不行，又加重了精血津液的不足。临证常表现为因实致虚、因虚致实和虚实错杂的复杂病机。

【辨证】

痿证辨证，重在辨病位、审虚实、明脏腑及兼夹病邪。

痿证初起，症见发热、咳嗽、咽痛，或在热病之后出现肢体软弱不用者，病位多在肺；凡见四肢痿软，食少便溏，面浮，下肢微肿，纳呆腹胀，病位多在脾胃；下肢痿软无力明显，甚则不能站立，腰脊酸软，头晕耳鸣，遗精阳痿，月经不调，咽干目眩，病位多在肝肾。

因感受温热毒邪或湿热浸淫者，多急性发病，病程发展较快，属实证。热邪最易耗津伤正，故疾病早期常见虚实错杂。劳倦内伤，或久病不愈，累及脏腑，主要为肝肾阴虚和脾胃虚弱，多属虚证。又常兼夹郁热、湿热、痰浊、瘀血，而虚中有实。跌打损伤，瘀阻脉络或痿证日久，气虚血瘀，因此，瘀血在疾病的发生发展过程中也较常见。

【针刺治疗】

治法：肺热伤津、湿热浸淫者，清热祛邪、通行气血，只针不灸，泻法；脾胃虚弱、肝肾亏虚者，补益气血、濡养筋脉，针灸并用，补法。

处方：以手足阳明经穴和夹脊穴为主。

主穴：①上肢：肩髃、曲池、手三里、合谷、外关、颈夹脊、胸夹脊。②下肢：髀关、伏兔、足三里、丰隆、风市、阳陵泉、三阴交、腰夹脊。

配穴：肺热津伤加鱼际、尺泽、肺俞清肺润燥；湿热浸淫加阴陵泉、中极利湿清热；脾胃虚弱加脾俞、胃俞、章门、中脘补益脾胃；肝肾亏虚加肝俞、肾俞、太冲、太溪补益肝肾。

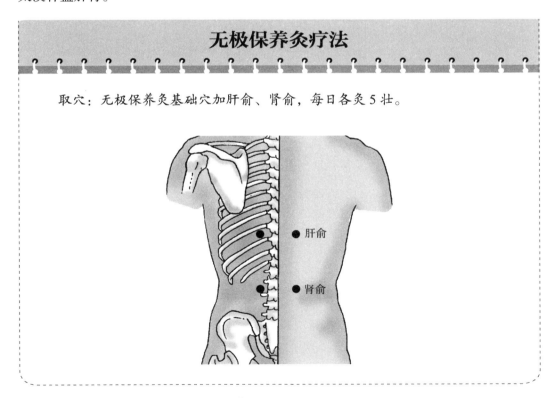

无极保养灸疗法

取穴：无极保养灸基础穴加肝俞、肾俞，每日各灸 5 壮。

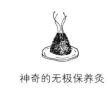

附：多发性神经炎

多发性神经炎，又名"周围性神经炎"，是一种具有对称性的四肢远端感觉障碍，伴有弛缓性瘫痪及营养代谢障碍等症状的疾患。早期近似"着痹"，晚期近似"痿证"。

本病初期出现肢体运动无力，于数天内达到高峰，同时出现明显的肌肉萎缩，可伴有发热、头痛及颈部强硬感，瘫痪可同时影响四肢，亦可从下肢或上肢开始，出现对称性的肌力减退乃至全瘫。病情一般2～3周后即趋稳定，1～2个月后渐渐恢复。部分病人留有不同程度的后遗症，如肌肉萎弱，麻木乏力，舌淡苔少，脉象细弱等症。

【病因病机】

本病的成因，多由感受湿热病毒之邪，浸淫于四肢，气血痹阻；或由嗜食酒酪辛热之品，消烁精血，不能荣养四肢筋脉，以致肢体疼痛麻木，甚至肌肉萎缩，出现运动功能障碍。

【针刺治疗】

治疗：清化湿热，疏通经络，调和气血。

取穴：肩髃、曲池、外关、合谷、八邪、阳池、养老、后溪、少海、环跳、阳陵泉、悬钟、三阴交、太白、漏谷、足三里、解溪、八风等穴。

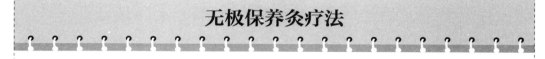

无极保养灸疗法

治法与痿证大致相同，即无极保养灸基础穴加阿是穴，每日各灸5壮。

腰 痛

腰痛又称"腰脊痛"，是以自觉腰部疼痛为主症的一类病证。督脉病证疼痛部位在腰脊中部，足太阳经证疼痛部位在腰脊两侧。

西医学相关疾病：腰部软组织损伤、风湿、腰椎病、椎间盘病变及部分内脏病变。

【病因病机】

感受外邪，跌仆损伤，劳欲太过。由于感受风寒或坐卧湿地，风寒水湿之邪浸渍经络。或长期从事较重的体力劳动，腰部闪挫撞击，伤未痊愈，经筋、络脉受损，瘀血阻络。或禀赋不足，年老腰部脉络失于温煦、濡养，房劳过度。

【辨证】

寒湿腰痛：有腰部受寒史，值天气变化或阴雨风冷时加重，腰部冷痛重着、酸麻，或拘挛不可俯仰，或痛连臀腿。

瘀血腰痛：腰部有劳伤或陈伤史，劳累、晨起、久坐加重，腰部两侧肌肉触之有僵硬感，痛处固定不移。

肾虚腰痛：腰部隐隐作痛，起病缓慢，或酸多痛少，乏力易倦，脉细。

【针刺治疗】

治法：寒湿腰痛温经散寒，瘀血腰痛活血化瘀，肾虚腰痛益肾壮腰。

处方：以足太阳经穴为主。

主穴：委中、肾俞、大肠俞、腰阳关、阿是穴。

配穴：瘀血腰痛加膈俞活血化瘀；肾虚腰痛加命门益肾壮腰。

腰椎间盘突出，可针肾俞、曲池、足三里、中脘、气海、关元、百会、肺俞、膏肓、阿是穴、腰阳关、上下腰椎之间、昆仑、委中、胞肓或外胞肓（条索严重处）、阳陵泉、天枢、大巨、殷门、承筋。

神奇的无极保养灸

无极保养灸疗法

取穴：无极保养灸基础穴加天枢、肾俞、大肠俞、腰阳关、腰俞、上髎、次髎、三阴交。腰为肾之府，肾虚可致腰痛，故取肾俞补肾气。局部治疗取大肠俞、天枢、腰阳关、腰俞。骶骨发凉时取上髎、次髎。三阴交是足三阴经的交会穴，因妇科病而导致的腰痛加三阴交。

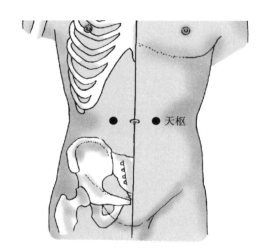
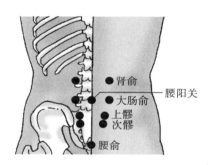
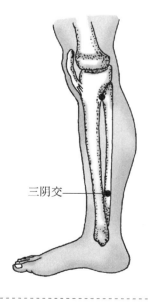

162

漏肩风

漏肩风是以肩部长期固定疼痛，活动受限为主症的疾病。由于风寒是重要诱因，故常称为"漏肩风"。本病多发于 50 岁左右的人群，故俗称"五十肩"。早期肩周疼痛、酸重，夜间为甚，常因天气变化及劳累而诱发或加重，患者肩前、肩后及肩外侧均有压痛，主动和被动外展、后伸、上举等功能明显受限。后期功能障碍加重，可出现肌肉萎缩。

西医学相关疾病：肩关节周围炎。

【病因病机】

多因体虚、劳损、风寒，导致肩部脉络气血不利，不通则痛。

【辨证】

外邪内侵：有明显的感受风寒史，遇风寒痛增，得温痛缓，畏风恶寒。

气滞血瘀：肩部有外伤或劳作过度史，疼痛拒按，舌暗或有瘀斑，脉涩。

气血虚弱：肩部酸痛，劳累加重，或伴见头晕目眩，四肢乏力，舌淡，苔薄白，脉细弱。

【针刺治疗】

治法：通经活血，祛风止痛。

处方：以局部阿是穴及手阳明经、手少阳经、手太阳经穴为主。

主穴：肩髃、肩贞、臂臑、曲池、外关。

配穴：肩内廉痛，加尺泽、太渊；肩外廉痛，加后溪、小海；肩前廉痛，加合谷、列缺。急性肩痛，针肩髃。

无极保养灸疗法

　　取穴：无极保养灸基础穴加肩井、天髎、天宗、肩髃、臑俞、前肩髃，各灸5壮，持续施灸。

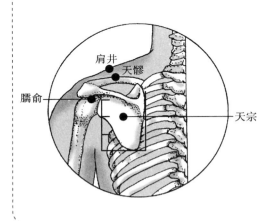

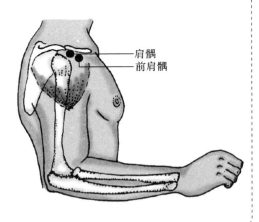

肘 劳

肘劳属中医"伤筋"的范畴，一般起病缓慢，常反复发作，无明显外伤史，多见于从事旋转前臂和屈伸肘关节的劳动者。肘关节活动时疼痛，有时可向前臂、腕部和上臂放射，局部肿胀不明显，有明显而固定的压痛点，肘关节活动不受限。

西医学相关疾病：肱骨外上髁炎、肱骨内上髁炎、尺骨鹰嘴炎等。

【病因病机】

病因主要为慢性劳损。肘外部主要归手三阳经所主，故手三阳经筋受损是本病的主要病机。

【辨证】

若肘关节外上方（肱骨外上髁周围）有明显的压痛点，属手阳明经筋病证（网球肘）。

若肘关节内下方（肱骨内上髁周围）有明显的压痛点，属手太阳经筋病证（高尔夫球肘）。

若肘关节外部（尺骨鹰嘴处）有明显的压痛点，为手少阳经筋病证（学生肘或矿工肘）。

【针刺治疗】

治法：舒筋通络。

处方：以局部阿是穴为主。

主穴：阿是穴。

配穴：手阳明经筋证加曲池、合谷；手太阳经筋证加小海、阳谷；手少阳经筋证加天井、外关。网球肘局部疼痛明显者，可用隔姜灸。

165

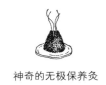

无极保养灸疗法

取穴：选取无极保养灸基础穴，灸最疼的部位。开始可以小灸，逐渐加到豌豆大小，但感觉很热则不需要再加。或者用质量稍差的青色艾草捏成硬团，灸至很热为止。连续灸15壮（灸完3壮感觉到热之后，会慢慢适应）。

附录 其他常见病症的无极保养灸疗法

肝 炎

取穴：无极保养灸基础穴加膈俞、肝俞、胆俞、巨阙、右不容、右梁门、右期门。轻症各灸5壮，重症则增加壮数。发热严重时，加灸风门10壮以上。肝脏不好，胃肠功能也会失调，因此要强化脾胃，灸肝俞、胆俞、膈俞、右不容、右梁门、右期门等穴。胃气上逆，加灸巨阙。

胰腺炎

取穴：无极保养灸基础穴加肩外俞、脾俞、三焦俞、胃俞、肾俞、下脘、右滑肉门，各灸5壮。胰脏出现问题，与脾胃功能失调有关，因此选脾俞、胃俞。偶尔疼痛放射到左侧肩部，选肩外俞施灸效果良好。如有浮肿，选肾俞、志室。

胰液过少症

取穴：无极保养灸基础穴加脾俞、三焦俞、小肠俞、右滑肉门、左梁门，每日各灸3～5壮。胰液过少是胰脏功能低下产生的疾病，与脾胃功能失调有关，故取脾俞。用无极保养灸基础穴调整全身平衡。三焦俞、右滑肉门、左梁门为局部取穴。

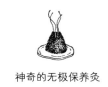
肺结核

取穴：无极保养灸基础穴加膈俞、灵台，开始各灸 3 壮，逐渐增至 5 壮，此时加灸肾俞、巨阙。长时间施灸，不仅能缩短治疗时间，还能防止复发。

肋膜炎

取穴：无极保养灸基础穴加肝俞、脾俞、肾俞、期门、患侧郄门、渊液，以及患部 4～5 处阿是穴。起初 3 壮以下（半米粒大小），状态好转则增加壮数。

脊髓炎

取穴：无极保养灸基础穴加至阳、肝俞、脾俞、肾俞、腰阳关，开始灸 3 壮，耐热后增加到 5 壮。同时进行局部治疗。

枕神经痛（后头痛）

取穴：无极保养灸基础穴加身柱、风门、天柱、大椎。

晕动症（晕车、晕船）

取穴：无极保养灸基础穴加灸百会。严重者可减轻症状，轻者灸几次可痊愈。身体虚热、症状严重者，长期灸足三里、曲池、身柱、肝俞、肾俞、天枢、中脘、中极，坚持施灸。

胃　癌

取穴：无极保养灸基础穴加肩外俞、脾俞、肾俞、左梁门、水分、右滑肉门、至阳，各灸 5 壮。灸后疼痛减轻，病情好转。

恶性贫血

取穴：无极保养灸基础穴加巨阙、肝俞、肾俞、三阴交、大肠俞。

记忆力差

取穴：无极保养灸基础穴加身柱、中脘、肺俞、百会。

肾炎与尿毒症

取穴：无极保养灸基础穴加身柱、京门、肾俞、次髎、中极、水分、上髎、足三里、三阴交、太溪。浮肿如桶者，灸后一两小时内可排小便，缓解症状。

梅　毒

取穴：无极保养灸基础穴加背部八穴——附分、膏肓、谚谚、骑竹马，又称驱梅八穴，是诊治梅毒的要穴。

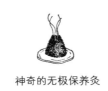

肝积与疝积

肝积：因肝脏功能障碍所致，无极保养灸基础穴加灸梁丘、中脘、脾俞、足三里。

疝积：无极保养灸基础穴加灸身柱、天髎、脾俞、三焦俞、肾俞、次髎、中脘、左阳池、曲池、足三里、太溪。

脊柱病变

脊椎弯曲：无极保养灸基础穴加灸身柱、右肝俞、左脾俞。

脊柱前屈：无极保养灸基础穴加灸身柱、天髎、心俞、膈俞、肝俞、筋缩、脾俞、肾俞、次髎、左阳池、太溪。

醒后乏力

取穴：无极保养灸基础穴。

昏　睡

因脑溢血进入昏睡状态，无极保养灸基础穴加灸人中。灸百会、涌泉亦有效。

被吗啡麻醉时，无极保养灸基础穴加灸筑宾、百会、涌泉。

盗　汗

取穴：无极保养灸基础穴加筋缩、肝俞。